省察

地域医療の現場から、
意味の深みへ

山下智省
Yamashita Satoyoshi

ciMネット

目次

「省　察」目次

おわりに　

第一部

省察

はじめに

私は、2024年3月31日、地域医療機能推進機構（JCHO）下関医療センター病院長を退職した。

JCHOのほとんどの病院長は65歳の定年まで務める。私は定年まで2年を残して退職した。このようなケースは少ない。

私も、2024年2月時点では病院長を続ける予定であり、次年度に向けて病院の目標や計画を策定しているところであった。しかし、2月中旬から事態が急転直下し、1か月後に辞職を決断するという、あわただしくも不測の結末となり、周囲を驚かせることになったのである。

あまりの急であったため、私自身の心と身辺の整理がついていない状態で辞めざるを得なかった。

そこには相応の事情があった。もとより、辞職は自らが望んだものではない。これまでの人生が比較的順調であった私にとって、初めてといってよい大きな挫折であった。

そのため、ここでいったん立ち止まり、冷静に振り返り、自身で総括しなければ、これからのセカンドライフがうまく築けない気がした。

それは次のようなことである

- 院長辞職までの経緯を客観的に記す。
- 辞職の直接の原因や遠因を考える。
- そもそも病院長としての適性があったのか。
- 病院長として努力が足らず、すべきことを怠っていたとすれば、それは何か。

これらを振り返り、残しておきたいと考えたのである。

辞職に至った要因は単純なものではなく、私自身に起因するものばかりではない。そのことで、特定の人物や組織を批判することは可能である。

が、それはしない。

今さらそのようなことをしても得ることはないし、批判を向けた人たちを不快にさせるだけだからである。それよりも自身への内省を深めることの方が、今後の人生に有意義であるにちがいない。

それゆえ、タイトルに「省察」という言葉をあてた。

誰のためでもない。自分のために考察し、その結果を残す。それがこの記録の目的である。

PART 1. 病院長の適性

成果をあげる能力

下関医療センター病院長に就任するまでに、私は副院長を8年間務めた。副院長時代を通じて、いつか次期病院長に指名される時がおとずれるかもしれないと、常に意識してきた。病院長昇格を目指していたわけではないが、あり得る将来の備えはしておくべきと考えていたのである。

そして、そのためのスキルアップの手段として、経営に関する書籍をできるだけ読むことに努めた。

この手の本は世にあふれんばかりに存在する。多忙の中で全てを読破することはとてもできない。購入したものの、読み始められずに書棚に放っておかれる本もあった。

そのような1冊が、経営学の父P・F・ドラッカー著『経営者の条件』(ダイヤモンド社)であった。結局手つかずのまま、病院長を辞職することになってしまう。病院長室を去るにあたって書棚を整理していると、この本が目にとまった。

今さら読んでもなあ、と思いながらも、せっかく買ったのだからと手に取り、読むことにする。

すると、さすがドラッカー。心に刺さる教訓が、読み進めるうちにいくつも見つかる。時すでに遅し、の感あり。が、病院長を離れる今だからこそ、素直に頭に入り、深い納得が得られる気がした。

たとえば、次の一節。


「成果をあげることがエグゼクティブの仕事である。成果をあげるということは、物事をなすということである。

（中略）あらゆる組織に成果をあげる地道な人たちがいる。頭のよい者がしばしば創造性と混同する熱気と繁忙の中で駆け回っている間に、寓話の亀のように一歩一歩進み先に目標に達する。

知力や創造力や知識は、あくまでも基礎的な資質である。それらの資質を結果に結びつけるには、成果をあげるための能力が必要である。知力や創造力や知識は、限界を設定するだけである。」


成果をあげるための能力とはどういうものか。

アスリートが不調や違和感に気づいた時に、放置することなく、原因を追究し、きめ細かく微調整できる能力である。

洪水で決壊しつつある土手を見た時に、穴をふさぐために、すぐさまに土嚢を運びいれて、黙々と積み上げる行動力である。

戦場で想定外の事態が起こり、自軍の被害が拡大したときに、冷静に状況判断をして、応急的に対処しつつ、反撃に転ずる能力である。


さらに、行動だけでは足らない。目に見える客観的な成果として結ばれなければ、有能とは言えない。エグゼクティブの評価は、かくも厳しいものなのだ。

病院のエグゼクティブとは病院長にほかならない。


成果をあげる能力について考えるときに、思いいたることがある。

2020年から2023年にかけて起きた新型コロナウイルス・パンデミックである。

発生当初から、下関医療センターは急性期病院として、この感染症に積極的に対処する方針をとった。

繰り返される感染拡大の波と、そのたびに押し寄せる外来・入院患者。大変な数年間であったが、振り返れば、下関医療センターはうまくやりぬけたと自負する。必ずしも上手に対処できなかった病院、協力的でない病院もあったのだから、手前味噌を許してもらおう。

刻々と変化する状況に対して、スタッフはすばやい決断と診療体制変更を繰り返した。そのたびに、現場は反射神経を研ぎ澄まし、遅滞なく柔軟に行動した。これによって、成果をあげる能力が自然とあがったのだろう。それを統括した病院長も及第点をもらってもよいと思う。

しかし、その一方で、別の事態が進行していた。

まず、国民の行動変容によって外来・入院患者数が減少した。パンデミックが収束に向かっても、患者数が元に戻ることはなかった。これは、病院経営にとって大きな痛手であった。

また、数年におよぶ闘いで、職員が疲弊し、身体的・精神的疲労が蓄積していった。コロナ禍のピークの間は、医療人としての使命感から激務に耐えられても、それも限界を迎える。そして、ピークが過ぎたあとに、スタッフの不満と離職への傾倒が顕在化した。

このような深刻なリスクに対して、病院長として鈍感ではなかったか。

コロナ禍への対応に忙殺されていたことに加えて、補助金などで表面上潤った収支に安心していたことが、リスクに目を向きにくくさせた理由かもしれないが、それは言い訳にならない。

重大なリスクであれば、コロナへの対応と並行して手を打っておくべきであった。５類に移行した時点（２０２３年５月）で早急に対策をとるべきであった。患者数減少と職員離職という土手の穴を、ふさぐ土嚢を積む必要があったのである。

このことは、やがて病院長辞職の遠因となっていく。

成果をあげる能力は、コロナへの対応ではまずまずであった一方で、別の部分では十分に発揮されなかったのは、どういうことだろうか。

まず、先に引用した著書の中で、ドラッカーが基礎的な資質と捉えた〝知力と想像力と知識〟に、重きを置き過ぎていなかったかということ。成果をあげる能力とは、これら基礎的資質を結果に結びつける能力であるならば、そのための行動が不足していなかったか。

私は、自身を頭のきれる人間とは思っていない。

だからこそ、副院長時代はもちろん、病院長就任後も未熟さを補うことに努めてきた。経営書を漁ったのは、そのためであった。

しかし、書物などを通して蓄積した知識に思考が引っ張られ、目前の変化に気づく感度が低下し、問題点に着手する反射神経と行動力が鈍ってしまったのではないか。啓発書やハウツー本をたくさん読むのは誰でもやっていることだが、弊害もあると心得ておかなくてはならない。

加えて、私の判断には現状維持バイアスの傾向があること。

この傾向を後押ししたのが、補助金などによる表面上の経営安定であった。コロナ禍の間、水面下で進む経営悪化の兆候に気づきながらも、黒字を計上した収支報告を見て、まだ大丈夫との心理が働いていたことは否定できない。できるだけ変化を避けたいという、リーダーが陥ってはならないバイアスにはまってしまったのかもしれない。

コロナへの対応では、なぜうまくやれたのか。

ひとつには、頭であれこれ考える余裕などなく、常に身体を動かして対応しなければならないほど、逼迫した緊急事態であったということ。困難な状況下で、少しでもベターな結果を得るためには、どのように行動すべきか考えることが自然になされ、経験知が蓄積していった。

もうひとつは、私個人の〝知力と想像力と知識〟のレベルとは別に、病院全体、職員一人ひとりがコロナ禍の対応にあたったということ。現場のスタッフは、個人あるいはチームとして、それぞれの思考と判断で懸命に行動し、結果を残したのである。

そして、コロナ禍のピークが過ぎ、平時に戻るにつれて、病院の方針と運営は、病院長の意向が強く反映されるようになる。つまり、アフターコロナにおいて病院経営が低迷したことの責任の大半は、病院長に帰せざるを得ないということだ。

経営不振、医師離職から病院長辞職へと連なる経緯の省察には、私個人の分析が避けて通れないようだ。

学生時代のトラウマ

私は医学部生の6年間、軽音楽部に所属していた。大学4年生のころ、部長を務めもした。その時の苦い経験が、40年以上も経った今も、デブリのように心の底によどんでいる。そして、病院長を務めた今、それはますます重苦しいものに感じられる。

山口大学医学部軽音楽部は、ジャズ・ビッグバンドを中心としたサークルだ。ビッグバンドは、フルバンドとよばれる17人前後の編成が標準的である。これを維持することが、学生バンドにとって結構大変なのである。

当然、主力メンバーの何人かが、毎年卒業と同時に退部するわけで、その欠員を新規加入で補わなければならない。これがままならないのだ。

まず、医学部内のサークルなので、部員のソースである学生数が絶対的に少ない。楽器経験者となると、さらに絞られる。

また、当時の若者にとって、ジャズは人気のある音楽ジャンルではなかった。ましてや、ビッグバンドはジャズの中でもマイナーな位置づけだ。ゆえに、軽音楽部に興味を示す学生はめずらしかった。

かような状況で、新規入部を募るのは容易ではない。私が活動していたころの軽音楽部は、慢性的な部員不足に悩まされていた。

入部の勧誘には部員一人ひとりの頑張りが必要だが、それを統括する部長の手腕が問われる。

いかに部員を確保してフルバンドを維持できるかが、部長の大切な仕事というわけだ。

それで、私が部長の1年間、部員不足問題がどうであったかというと、これが深刻であった。常に、5､6人欠員のままバンドを編成せざるを得ない状況であった。例えば、本来5人必要なサックスパートが3人しかいない。これではハーモニーは成立せず、フルバンド用のスコアを演奏しても、曲として体をなすはずがない。

このような状態でも、すでに計画している年間の行事をこなさなくてはならない。定期演奏会では、学生バンド設定の低価格とはいえ、入場料をいただく。お金を払った上に、不完全な演奏を聴かされても、不満の声をあげることなく、温かく受け入れて下さったお客さんたちにはまったく申し訳なかったと思う。

部員不足は慢性的であるがゆえ、その責任はひとりの部長にあるわけでは無論ない。しかし在任期間中に状況を好転させ、少しでも部員を増やすことができるかどうかは、やはり部長の腕ひとつというところがある。

残念ながら、私が部長の1年間、部員が増えることはなかった。部員獲得とフルバンド維持という、部長の任務の重要な部分において、私の力量は足らなかったと自省せざるを得ない。

組織のリーダーという点から、サークルの部長と病院長は同じ立場である。〝部員獲得〟は、〝スタッフ獲得〟と言い換えることができる。とりわけ、医師確保は病院長に求められる大切な任務である。

病院長に就任したとき、軽音楽部時代と同じ轍を踏まぬよう、肝に銘じた。にもかかわらず、病院長の6年間、医師減少の傾向に歯止めをかけることができなかった。そして、このことは病院長辞職の原因のひとつとなっていく。

なぜ、同じ結果となってしまったのか。

人の能力は、そう簡単に高められるものではない。スキルは努力とトレーニングによってアップさせられるが、根本的な能力を改善することは難しい。

変えることが難しいものに、性分がある。

例えば、私は身の回りを整理整頓しないと気がすまないタチである。

私の病院長室は、常にきれいに片付けられていた。スタッフは皆、これを認めるはずだ。

他の誰でもない、みずから整理整頓をする。しかたなくするのではない。片づけることが喜びなのである。これを性分と言わずしてなんと言おう。

いきおい、余分なものを所有しておくことが嫌いになって、結果的に倹約志向となる。断捨離とまでいかないまでも、身の回りのものは少なければ少ないほどよいと思っている。ミニマリスト（minimalist 最小限要求者）の傾向が、自分には確かにある。

こんな個人的なことをつらつらと記すのは、病院長という職務を考えるときに、無視できない要素と思うからだ。変えようのない根本的な性分は、その人の行動パターンを決定づけ、いい結果を生むこともあれば、好ましくない結果を生むこともある。

整理整頓が好き。キレイ好き。美徳とも言えるこの性分は、一方で判断や行動を、常に縮小の方向に向かわせる可能性がある。

ミニマリストの生活は、こぢんまりとしたものである。このことは個人レベルでは結構なことだが、組織のリーダーとして、はたして望ましいことかどうか。部員や医師の減少は、私のミニマリスト的な性格の結果としてもたらされたのではないかという考えがうかぶ。

もし、これが正しいのであれば、暗澹たる気分になる。性分などというものは変えることがむずかしく、望ましい方向へ克服するには相当な努力が必要だろうから。年齢や立場が違えども、同じ行動と同じ結果をもたらすだろうから。

経営について学ぶために、関連書籍を読んだり、ネットで情報を集めれば、お手本とすべき経営者に多く行き当たる。お手本とすべき理由は、その人たちが経営の成功者だからだ。

経営の成功とはなにか。事業を広く展開し、組織を拡大し、収益を最大化することであろう。経営の成功者とは、つまり拡張主義の肯定者でもある。

このことは、病院長にも同じことが言える。

優れた病院長は、メディアに取り上げられ、著書を出して、広く知られるばかりでなく、公的あるいは民間の重職を兼任し、ますます高い地位に昇る。そのような病院長のほとんどは、自院の安定黒字経営に成功した人たちである。それにとどまらず、グループ経営など、広く経営展開する人たちも多い。

つまり、世の中で評価される企業経営者や病院長は、ミニマリストとは逆の発想で行動する人たちと、くくることができる。少なくとも職務においては、そうであるはずだ。

私は、日本経済新聞を定期購読している。

日本経済への貢献をかかげる同紙の論調は、イノベーションによる進歩、新しい技術の開発、市場の新規開拓の必要性を訴える。より広く、より強く、外へ外へ。絶え間ない拡張を正義とする思想が、そこにはある。

人類と社会の幸福には、経済の発展が不可欠ということだろう。それはとりあえず認めるとしても、日経の論調のベクトルと、ミニマリストの性分である私の思考のベクトルが重ならず、毎日読んでいてもやもやとしたものが残る。

優れた病院長というものは、そのような違和感を持たないのだろう。この時点で、すでに私は優れた病院長になるにはハンデを負っていたのかもしれない。

経済と病院経営の関連については、後にあらためて論じる。


学生時代のトラウマ、ミニマリストの是非、日経の違和感。

これらをより考察する必要がありそうだ。そのためには私自身の思考や行動の性質を深く掘り下げなくてはならない。

次に、それを試みる。

ビッグファイブによるパーソナリティ分析

私の病院長としての適性はいかほどのものか。考えるにあたって、まずは自身の特徴を客観的に評価する必要がある。

パーソナル心理学では、一人ひとりの性格は5つの基本的な要素に還元できるとされる。これをビッグファイブと呼ぶ。各要素は独立しており、その人数分布は正規分布するとされる。

ビッグファイブとは以下の5要素。

- 外向性
- 神経症傾向

- 協調性
- 堅実性
- 開放性

キモは、独立と正規分布というところ。

独立していることから、各要素を高い・中程度・低いの3つのレベルに分けるとすると、5要素の組み合わせは、3の5乗で243通りとなり、これだけの性格タイプが存在することになる。

正規分布なので、各要素とも平均的な中央部分に多くの人が収まる。より低い、あるいはより高いところには、連続的に、より少数の人が分布する。このことは、アスペルガー症候群、自閉症スペクトラム、ADHDといった精神的問題を抱える人たちは、平均的な「健常人」から隔絶した存在ではなく、健常の延長線上にいることを示している。誰しも、特異なキャラクターの要素を濃淡の差をもって有している。精神疾患の捉え方に示唆を与えるものだ。

各要素について解説しておこう。

ビッグファイブを私が知ったのは、橘玲著『スピリチュアルズ・「わたし」の謎』（幻冬舎）を読んだことがきっかけであった。以下の説明は、同書から引用した箇所が含まれることをお断りしておく。

外向性とは、外向的か内向的かの尺度である。

外向的であるほど、社交的・精力的であり、仕事のパフォーマンスが高い。高い外向性の人には社会的・経済的な成功者が多い反面、過度の外向性には威圧的な態度や派手な遊び・危険なスポーツを好むというマイナス面がある。外向性指数は犯罪・薬物依存・不倫の傾向に関係するという報告がある。単純に、高ければ社会的に有利というわけではない。

内向的な人はシャイで抑うつ的と決めつけるのはステレオタイプな捉え方だ。内向的な人は社交的な場は好まないかもしれないが、人間嫌いで暗いとは限らない。シャイや抑うつといったものは、むしろ神経症傾向にかかわるパーソナリティである。

神経症傾向は精神的安定性とも呼ばれ、楽観的か悲観的かの尺度である。

外向性とは独立した評価軸なので、内向的であると同時に楽観的というパーソナリティが存在しうる。

生活や仕事において楽観的な方が有利のように思えるが、そうとは限らない。楽観主義には現実を自分に都合よく解釈するバイアスがあり、悲観的な人はこのバイアスからより自由である。

実際に、うつ病患者は健常者に比べて状況を正しく理解し、課題に対してより正確な答えを導き出すという報告がある。

協調性は、社会の調和に対する個人差の尺度。

協調性の高い人は親切、寛大、利他的である。社会や組織の中で、周囲とうまくやっていくのに大切なパーソナリティである。

堅実性は、自己コントロール力（自制心）の尺度。

目の前の衝動を抑制し、計画的に行動できる度合であり、橘氏は「いまの自分を大切にするキリギリス」と「未来の自分を大切にするアリ」に例えている。これはＧＲＩＴ（やりぬく力）という、仕事の遂行において大切なスキルに関連する。

開放性は、新しいアイデア・多様な経験・感情・想像力・芸術への関心度の評価。

開放性の高い人は、知的好奇心が強く、創造的で、芸術に敏感であり、新しいことに挑戦する意欲が高いという特徴を有する。開放性が低い人は、保守的・慣習的であり、忍耐強く、実用的でデータ主導的な行動をとる傾向がある。

橘氏の著書の巻末には、簡便なビッグファイブ判定基準・ＢＦＩ－10が紹介されている。ＢＦＩ－10では10項目の質問に答えることによって、５要素それぞれがスコア化され、最低のマイナス4から最高のプラス4までの9段階にふり分けられる。なお、ＢＦＩ－10においては神経症傾向がプラスであるほど論理的で精神的に安定したパーソナリティとされる。

さて、私自身のＢＦＩ－10検査の結果はこうであった。

- 外向性：マイナス3
- 神経症傾向：プラス3
- 協調性：プラス1
- 堅実性：プラス2
- 開放性：プラス3

目をひくのは、外向性、神経症傾向、開放性が最低点あるいは最高点付近に振れていることだが、そんなに実像とかけ離れた結果ではないように自分でも思う。

各要素を深堀りしてみよう。

まず、外向性が低レベルである点。まったく納得のいく結果だ。

初対面の人が苦手。初対面でなくても顔をあわせなくてすむのなら、そうしたい。会話も避けたい。会話を始めた途端に、もうどうやって早く終えようかというところに意識が向かう。当然盛り上がらず、社交辞令や紋切り型で会話が打ち切られる。

つまるところ人見知りということだ。還暦を過ぎて表明するのも恥ずかしいことだが、否定しようがない。

医師の世界では、研究会や学会の際に懇親会が催されることがよくあり、立食のビュッフェスタイルが多い。そのような場では、私は会話の輪からはずれて、ぽつんと所在無さげにしていることがしばしば。いわゆる壁の花である。壁の花とは、本来女性に使う言葉らしいので、壁の枯れ木とでも言うべきか。

私を知る人の中には、そんなことはない、会話の輪に入って結構楽しそうにしてるじゃないですか、という人もいるかもしれない。しかし、そのような場合には、相当がんばって振る舞っているのだと思ってほしい。

このキャラクターは組織のリーダーにはハンデだ。自身も十分自覚していて、病院長に就任した時に、できるだけ外交的であろうと決意した。しかし、そのために常にストレスを感じ続けることになったのではあるが。


神経症傾向がＢＦＩ－10で高スコアという結果は、楽観的で、物事に動じないキャラクターを示すが、まあそうだろう。

何か行動を起こすとき、どうにかなるだろうという心がまえでいることが多い。あまり深く考えない。トライ&エラーが好きで、動きながら、その場で臨機応変に対応すればなんとかなると、どこかで思っている。慎重なあまり、一歩をふみ出せない人を見ると、臆病だなと思ってしまう。

病院長の間、いろいろなトラブルや事件が発生したが、たいていは動じることはなかったと記憶している。よく言えば安定感がある、悪く言えば鈍感で行動が遅い。

余談だが、学会発表や講演で人前に立つ機会を多く経験したが、けっして嫌ではなかった。内向的なくせに、脚光を浴びる場はけっこう好きなのである。

学生時代の軽音楽部ではアルトサックスを吹いていた。たいして上手くはならなかったが、人前で演奏し、スポットライトの下でアドリブソロを数多くやってきたことで、ステージ度胸だけは身についた。医師になってから、学会発表や講演であがることがまずなかったのは、そのおかげと思っていたが、本来持っていたキャラクターによるのかもしれない。

協調性は平均的なスコアであった。

まわりと協力して、うまくやっていくことについては可もなく不可もなくということになる。

素直に受けとめたいが、ひとつ気なるのは、私には独断でものごとを決める傾向があるという点。これまでの半生を振り返って、重大な決断をせまられた場合、ほぼすべて自分で決めてきた。両親や先輩などに相談はしても、その意見が決断に大きく影響したことはほとんどなかったと思う。

この傾向は、病院長として何かを決断する場合にも、少なからず顔をのぞかせていたことだろう。協調性はずしも高くない証しかもしれない。

最後は、えいやっと独断で決める。これは低い協調性というよりは、低い神経症傾向、つまり楽観的キャラクターの影響にも見える。

堅実性は平均よりやや高いレベルであった。

これは、勤勉、真面目、計画性、自己コントロール能力の点で、若干高いという結果である。こんなものか。

粘り強いとは、よく言われる。何かにあたって、計画に沿って、こつこつと取り組み、やりきるまであきらめない。特別秀でているわけではないが、確かにその傾向はあるだろう。

ただ、やり遂げたあとは、執着しないという一面がある。達成したことを、さらに深く追求することなく、あっさりと離れてしまうことは、これまでよくあった。飽きっぽく、別のことに目が向きがちなキャラクターは、次の開放性に関わることかもしれない。

開放性は平均を大きく超えて高いスコアであった。

新しいものやアイデアに好奇心がある。芸術が好き。想像力が豊か。冒険的。権力や伝統的価値に挑戦的。こういった傾向が強いことを示す。

日々の生活の中で、慎重派の妻とぶつかることがよくあるのは、このためか。妻からは、私の判断や行動が危なっかしい、リスクマネージメントがなってないと、批判される。

堅実性の評価では、真面目で自己コントロール能力が低くないとされたが、それを上まわる冒険心があるため、妻をあきれさせるのだろう。

エピソードをひとつ。

私が初めて海外に行ったのは、大学卒業直後、就職するまでの休暇を利用してのことであった。卒業旅行のはしりである。行く先はニューヨーク。大学の同級生との二人旅行であった。まずロスアンゼルスに到着。数日の滞在の後、友人はロスに留まり、そこから先は私一人でニューヨークに向かった。

私にとっては初の海外旅行。そればかりか飛行機に乗るのも初めて。

当時、まだそれほど知られていなかった「地球の歩き方」を読んだ私は、着の身着のまま旅行にあこがれ、バックパッカー気取りよろしく、ニューヨーク滞在中の宿泊先も決めずに、一人で乗り込んだのであった。

ニューヨークの空港に着いた時はすでに夜。そこから電話でホテル・フロントに交渉したのだが、私の英語力ではどうにもならず、途中で電話を切られること数回。たちまち事態に窮してしまった。

そのまま空港に野宿することを覚悟しつつ、まあどうにかなるだろうと高をくっている自分もいて、という状況。どうにかホテルを確保することに成功して、すっかり夜もふけてマンハッタンに向かうという顚末であった。

今思えば、無謀な計画であった。若かったといえばそういうことだが、若者といえど、かような計画を立ててしまう者と、そうはしない者に分かれるだろう。私には、確かに冒険的側面があるにちがいない。

妻の言うように、私のリスクマネージメント能力に問題があるのであれば、高い開放性も考えものである。

以上の私のパーソナリティ分析から、「内向的だが、楽観的。ものごとにあまり動じない。新奇なものに関心が高く、冒険的。協調性や堅実性はまあまあ。」という人物像が浮かぶ。

こんな人物は、はたして病院長に向いていたのだろうか。

理想のパーソナリティ

病院長としての適性が高い人をビッグファイブで表現すると、どのようになるだろうか。意見の割れるところだろうが、私論を述べてみる。

外向性は高い方がよいだろう。

病院長は自院のスタッフだけでなく、内外の多くの人たちと接し、協議・交渉・協力をしなくてはならない。その領域は、医療分野に限らず、外の世界に広がった方がよい。その結果、人脈がつくられ、より多くの情報を手に入れ、自身のスキルがアップし、状況判断や意思決定の質が上がる。さらに、新しい発想やイノベーションを生む力となり、事業の幅が広がり、経営に利することにつながる。

高い外向性は、この点でより有利である。

かたや、内向的な性格は病院長にとってハンディキャップと言える。内向性は病院経営にとって不利であることを自覚し、そのことを克服あるいは補完する努力が必要である。

内向的イコール暗い性格、ではないことは先述した。しかし内向的な人は、どうしても暗く見えてしまう。このこともハンデとなる。

リーダーは明るい方がよい。少なくとも、周囲がそう感じるようにふるまうべきである。外向性の高い人はエネルギッシュで行動的であり、自然と明るい印象をまわりに与える。大きなアドバンテージだ。

もっとも外向的であればあるほどよいというわけではない。

過度の外向性はパワハラや冒険的な行動をとるリスクが増す。好調な経営の病院長が、ハラスメントで訴えられたとか、無理な事業展開をして経営につまずいたという事例は珍しくない。振り切れない程度の外向性が望ましい。

ＢＦＩ－10による病院長に適した外向性スコアはプラス３としたい。

神経症傾向についてはどうか。

病院では、実にいろいろな事象やトラブルが日々発生する。病院長は、それらに動揺することなく、冷静に判断し、的確な指示をスタッフに与えなくてはいけない。そのためには安定した精神状態が必要である。

湧き上がる不安をいかなる時でも自分のうちにとどめ、スタッフの前ではポジティブな態度を保つことが求められる。先の見通せない深刻な事態でも、どうにかなるだろうと思える気構えが望ましい。

米国務長官を務めたコリン・パウエルは、リーダーの心得として、13カ条のルールを遺した。

私は危機に直面した際、その第1条を反復して、心を落ち着かせてきた。

「何事も思うほどには悪くはない。朝になれば状況はよくなっている。」

これくらいの楽観主義が、病院長には必要だろう。

ただし、楽観主義者には、物事を自分に都合よく解釈するバイアスがかかりやすい。これは、経営上のリスクである。いつも思い通りにことが運ぶわけではない。備えとして、都合の悪い想定、悲観的な予測も併せて用意すべきである。そのためには神経症傾向による思考が役に立つ。

神経症傾向の高い人、つまり悲観的で慎重な人はリーダーになれないというわけではない。しかし、そのような性格はトップリーダーよりも、ナンバーツーまたは参謀役に向いているだろう。

病院長はトップリーダーである。よって、神経症傾向は低い方に傾いていた方がよい。そして、できれば神経症傾向のある側近をかかえておきたい。

病院長に適した神経症傾向は、（BFI－10における）プラス3としたい。

協調性の高い人ほど病院長に適しているだろう。

組織は多くのスタッフの協働で成り立つ。また、病院は公共性が求められ、地域医療の中で存立すべきものである。病院内外の人たちとうまくやっていかなければ、経営は立ちゆかない。高い協調性は病院長に必要だ。

また、病院長は利他的であるべきである。他人の幸せを自分の喜びと感じられるという、医療人に適したマインドは、病院長も持つべきだ。協調性が低く、私利私欲の強い病院長には、やがて周囲が追随しなくなるだろう。

自省をこめて言うのだが、気難しく、いつも不機嫌そうな病院長、これはよくない。職場のムードを悪くし、スタッフの心理的安全性をそこなう。いわゆるフキハラ（不機嫌ハラスメント）というやつだ。このようなリーダーは、昭和・平成の遺物となりつつある。

病院長に適した協調性のスコアは、最高点のプラス4としたい。

堅実性は高くあるべきだろう。

医療従事者はエッセンシャルワーカーと言われる。社会の維持に不可欠であり、安定して存在し続けるべき職種というわけだ。

エッセンシャルワーカーの仕事には、一発逆転の飛びぬけたやり方は求められない。慎重な判断と計画的な進め方が適している。うまくいかないからといって、投げ出さず、粘り強く、確実に医療を提供し続けることが社会的使命である。これが病院の存在意義である。

かように病院経営は地味なもの。それを可能にするのは、高い堅実性をもったリーダーの存在だ。

病院長に適した堅実性のスコアは、最高点のプラス4としたい。

一般に、開放性の高い人がリーダーに向いているとされる。しかし、病院長の場合、これをそのまま受け取ってよいものか。

病院経営において、新しい技術や機器は、医療レベルの向上や将来への投資のために必要であり、病院長は常にそれらへのアンテナを研ぎ澄まし、関心を持ち続けるべきだ。

かといって、安易に飛びつくことは慎むべきだ。新奇のもの、未知のものを導入すべきかどうかの判断は、慎重かつ計画的でなくてはならない。新しいものを一刻も早く取り入れなくてはならない場面は、それほど多くはない。病院経営は長いスパンでとらえるべきものであり、熟考する時間は十分にある。

革新的な技術やアイデアは魅力的だ。しかし、そこには安全性と確実性が担保されていなければならない。採用と導入にあたっては十分な検討を要する。このことは、医療の分野では一般企業以上に求められる。

よって、高すぎる開放性は病院長には不向きと思える。

開放性の高いリーダーの典型は、スティーブ・ジョブズやイーロン・マスクのようなタイプだろう。

たとえばジョブズ。

彼のリーダーシップによって、アップルはいくつもの革新的な製品を生み出してきた。かつて世に存在しなかったモノを追求し、高い目標を設定し、自分にも他人にも厳しく達成を要求する。周囲と軋轢を生んでも妥協を許さない。そして結果を出し、世界を変えてきた。讃えられるべき功績であり、実に魅力的な人物だ。

だが、ジョブズは傑出したリーダーではあるものの、彼のようなタイプが病院長に適しているかと問われれば、イエスと答えるわけにはいかない。型破りでバランスを欠いたキャラクターは、病院という文化にそぐわないと思うのだ。

企業が追い求める夢は人々をワクワクさせるものでなくてはならない。しかし、病院が目指すものは人々を安心させるものであるべきだ。エキセントリックなリーダーは、病院にはむしろ有害である。常識から逸脱せず、感情を過度に表に出さず、安定的な運営ができる人こそ、病院長にふさわしい。

ジョブズのような、開放性が高く、有能な人は、病院にとっても貴重である。もし、そのような人材を得たら、スタッフとして重用しつつも、ブレーキをかける役割を病院長は演じるべきだろう。

高い開放性の持ち主は、芸術の価値を理解し、想像力豊かで、新しいことへの知識欲が強い。

幅広い視野を持ち、魅力的な人物であることが多い。このこと自体は病院長にとって悪くない。ただ、行き過ぎた開放性は必要ない。

病院長に適した開放性スコアはプラス1～2といったところか。

私の考える、病院長に適した人物像は以上である。

さらに論を進めるにあたって、協調性について、もう少し深堀りしてみたい。

同調性と共感力

パーソナリティを決定するビッグファイブを知るきっかけとなった『スピリチュアルズ・「わたし」の謎』の中で、協調性は「同調性」と「共感力」に分けられるべきと、著者の橘玲氏は主張している。同調性と共感力という異なる2つのパーソナリティが混同され、協調性の中に混在してしまっているというのだ。

以下がその説明である。

同調性とは、集団の圧力に対する反応の尺度である。

同調性の高いヒトは組織に従順であり、低いヒトは組織に反抗する。ヒトは進化の過程で徹底的に社会化されており、共同体に属していないと生きていけない。従って、ほとんどのヒトは生まれながらにして高い同調性をもっている。

ヒトの大部分は同調性が高いからこそ共同体を形成し、維持することができる。同調性が低いヒトは、集団の中で浮いてしまい、はぐれ者となり、極端な場合は排除される。進化の過程で、同調性の高いヒトが大多数を占めるようになったのは当然の結果と言える。

同調性の高低の分布は正規分布とならず、ベキ分布（複雑系）しているという。ベキ分布において、同調性の低いヒトたちはごく少数の部分に位置することになる。

現代では、「個人のアイデンティティ」や「自分らしさ」が尊重され、それを追求し、確立することが大切という価値観が共有されている。しかし、「個人のアイデンティティ」や「自分らしさ」は、同調性とは本来拮抗するものだ。生まれながらに同調性の高い性質を持ち、社会生活を円滑におくることに骨を折りながら、一方で個性を確立し、伸ばすための努力を強いられる。この矛盾したゲームをやらなくてはならない、ストレスフルな社会に、現代人は生きている。

共感力とは、相手と感情を一致させる能力である。

相手の気持ちを自分に重ね合わせ、気にかけられることは、社会生活を円滑に営むのに必要な能力と言える。

共感力の強弱は、脳内化学物質であるオキシトシンの作用で説明できるという。共感力は、体内のオキシトシンが分泌されると高まり、テストステロン濃度が高いほど弱まる。テストステロンは男性ホルモンであり、オキシトシンを抑制する働きがある。

男性に比べて女性の方が、一般に共感力は高いとされる。オキシトシン濃度が共感力を決めるという説明は、共感力の性差の根拠となりうる。

共感力の男女差は実感として納得できる。

男性が女性から悩みごとを相談されたら、多くの男性は解決策を考え、アドバイスを与えようとする。しかし、えてして女性はこの対応に不満を覚える。このような経験をした男性は多いだろう。

女性の本意はアドバイスをもらうことではなく、不満を傾聴し、受け入れてもらうことにある。とにかく話を聞き、表面的にでも寄りそうという共感力は、女性の方が優れている。かくして、相談ごとは女性同士で盛り上がることになる。

共感力は高いほどよいように思えるが、そうとは限らない。

共感力の高い人は、世界を「自分の周辺」と「それ以外」に分け、自分周辺により感情移入し、「それ以外」には冷淡な傾向をもつ。世界で進んでいる社会の分断化の根っこには、人々の共感が足らないからではなく、むしろ過剰な共感によってもたらされるという逆説があるのかもしれない。

また、自分の周辺だけでなく、人類全体に広く愛情を注ぐことのできる博愛主義者は、実は共感力が低いのだという。その例として、橘氏の著書ではアインシュタインが挙げられているが、私はガンディーを引き合いに出したい。

マハトマ・ガンディーは、イギリスからのインド独立を成し遂げた偉人であることは言うまでもない。彼のとった非暴力・非服従という戦術は、聖人と呼ぶにふさわしく、その思想と行動は博愛的である。

ところが、家族などの周囲に及ぼしたガンディーの行為を知ると、イメージがかなり変わる。妻に嫉妬をいだき、家に閉じ込め、暴力をふるう。家族に英国風の生活を強要する。財産を放棄して清貧生活に転じて、家族に質素な生活を強いる。きわめつけの仰天行動は、性欲を克服する目的で、19歳の姪を裸にして一緒に寝たことである。

ガンディーには高い理想と目標があったのかもしれないが、周囲の迷惑を顧みない言動は、共感力と博愛主義は両立しない好例と言えよう。

さて、私自身の同調性と共感力はいかほどか考えてみたい。主観的な評価であることを了解いただきたい。

同調性は高くも低くもないというところだろう。集団の輪を乱すことを好まず、できれば波風をたてず、穏便にものごとが進むことを望む。かといって付和雷同でもない。譲れないことや、自分や組織に大きな不利をもたらすような事態に対しては、抗議する勇気は持ち合わせている。ほどほどに標準的な同調性と言ってよいだろう。

共感力はどうか。

共感には、情動的共感（相手の気持ちを感じること）と認知的共感（相手のこころを推察すること）があり、この2つは区別する必要がある。認知的共感はメンタライジングとも言う。

私の共感力は、情動的共感力は低め、認知的共感力は高めという気がする。

情動的共感力が低いとすることに確たる根拠があるわけではない。妻から、「あなたはヒトの気持ちに対する感度が鈍い」としばしば言われることが、根拠のひとつであるというくらいだ。

相手はこう感じているのだろうと私が考えたことと、相手自身の実際の感情とがずれていることを経験することは珍しくないので、妻の言うことは当たっているのかなと思う。私のオキシトシン分泌量は少ないのかもしれない。

妻とこんな会話を交わしたことがある。

「崖から転落しそうになっていて、かろうじて崖のふちに手をかけて宙ぶらりんの2組がいる。1組は自分の家族ひとり。もう1組は3人の赤の他人。どちらを優先して助ける？」と、妻が問う。「他人3人の方を選ぶ。よりたくさん助けられるから。」と返答した私に、妻は「普通の感覚ではない」とあきれた。

この問答は、「道徳のジレンマ」として有名なトロッコ問題に似ていなくもない。「暴走するトロッコの先に5人の作業員がいる。あなたは線路の切り替えスイッチを使って、トロッコの進路を変えることができる。だが、切り替えた場合の線路の先には1人の作業員がいる。あなたは切り替えスイッチを押して、1人を犠牲にして5人を救うべきか？」という思考実験だ。

正解があるわけではないが、私は返答に迷う。1人の方に手を合わせてごめんなさいと言い、5人を救う選択もありと考えてしまう。これも、私の共感力が低いことの表れだろうか。

一方、メンタライジング能力は低くないと思うのは、相手の感情の捉え方のずれに気づいた場合は、思考や行動を軌道修正することは難しくないからだ。また、低メンタライジングの典型は、アスペルガー症候群や自閉症に認められるが、その傾向は自分には乏しいだろうと考えるからだ。

ここに、情動的共感力が低く、メンタライジング能力の高い人物像が浮かびあがるが、その典型がサイコパスなのだという。

サイコパスと聞けば、異常犯罪者を連想して愕然とするが、サイコパス的人物は珍しい存在ではなく、多くは普通に社会生活をおくっているという。サイコパスの傾向は、社会的・経済的成功者に多く、また医師という仕事に有利な面もあるという。ひとまず安心しておこう。

病院長として理想的な同調性と共感力は、どの程度のものと言えるだろうか。

病院長が、スタッフと良好なコミュニケーションをとり、協働して病院運営を行い、組織をまとめていくためには、高い同調性が必要である。

そもそもヒトは生得的に高い同調性を持っているのだから、平均から大きく外れたキャラクターの病院長でない限り、必要な程度の同調性は有している。特に、ヒラの医師から長年かけて病院長に昇格した場合は、自然と同調性は身についているはずだ。

まれに、非常に個性が強く、周囲と衝突を繰り返す病院長がいる。また、たたき上げではなく、大学などから横滑りで着任する病院長がいる。このような場合、同調性の低い人物である可能性があり、周囲とのあつれきを生みやすい状況にあることを認識しておくべきだ。

ふたつの共感力、情動的共感力とメンタライジングは両方とも高めであることが、病院長にはふさわしい。

スタッフの気持ちを理解し、感情に寄りそう態度に長けていることは、コミュニケーションスキルとして大切である。

しかし、相手の感情に引っ張られ過ぎることは、公正なジャッジの妨げとなり、ルールを逸脱し、マイクロマネージメントに陥るリスクとなる。それを繰り返せば、やがてスタッフ全体に不公平感が蔓延し、ガバナンスに大きな障害をきたすことになりかねない。

感情を理解しながらも、冷静かつ公正な対応をとれることが病院長には求められる。そのためには、高いメンタライジング能力を併せて持つことが必要だろう。

ヒトの本性としての内集団びいき

共感力について考えるときに触れておきたいことがある。地域医療構想と病院再編に関することだ。

そのためには、地域医療構想について説明しておかなくてはならない。

少子高齢化、人口減少が急速に進むわが国において、地域の医療ニーズの変化に応じて、良質かつ効率的な医療を将来にわたって提供していくために、医療機関の機能分化・連携を進める計画を国が策定した。これが地域医療構想である。

実際には、都道府県、さらには市町村ごとに医療ニーズの現状把握と将来推計を行い、それをもとに、各地域に設置された地域医療構想調整会議で議論される仕組みになっている。

下関市の医療体制にはいろいろな問題があるが、特に急性期医療の非効率性の解決が喫緊の課題であった。この問題は地域医療構想の中で議論、解決していくことになった。

下関市における急性期医療の問題とは、どのようなものか。

長年、下関市の急性期医療や救急医療は、主に4つの病院が担ってきた。4つとは、下関市立市民病院（地方独立行政法人）、関門医療センター（独立行政法人国立病院機構）、済生会下関総合病院（社会福祉法人恩賜財団済生会）、下関医療センター（独立行政法人地域医療機能推進機構）である。（　）内は経営母体であり、下関市立市民病院は自治体病院、他の3病院は公的病院という位置づけである。

全国の地方都市の例にもれず、下関市も少子高齢化が大きな問題であるが、加えて、医師の減少と高齢化が、全国の標準に照らしてより深刻な状況となっていた。

そのため、急性期医療や救急医療における4病院体制がしだいにまわらなくなり、救急医療の質低下やスタッフの疲弊が目立つようになった。その主な原因が、規模と機能が似かよっている4病院が並立して存在していることにあるとの結論に至った。

解決のためには、4病院を再編・集約して、機能と規模がより拡充された病院を新設することを目指すべきとの結論が、地域医療構想会議で承認された。

この病院再編議論の過程で、ある違和感を私がいだくことになるのだが、そのことを理解していただく前提として、大学から4病院への医師派遣の仕組みについて説明が必要である。

わが国の病院の多くは、近隣の大学医学部から派遣された医師を勤務医として雇用している。

4病院も同様、下関市立市民病院は主に九州大学から、他の3病院は主に山口大学から医師が派遣されている。現在の病院長も同様、下関市立市民病院は九州大学から、他3病院は山口大学から派遣された医師が病院長を務めている。

つまり山口大学は、関門医療センター、済生会下関総合病院および下関医療センターの3病院に勤務医を送っている。各病院の病院長は、元々山口大学からそれぞれの病院に派遣された勤務医から出発して昇格したのである。

さて、病院再編であるが、下関市立市民病院と下関医療センターとを統合する案が、下関市から提出された。これに下関市立市民病院と下関医療センターは同意する一方で、異を唱える人たちがいた。反対派の中心は、関門医療センターと済生会下関総合病院であり、先頭に立ったのは両病院の病院長である。

統合案や賛否両主張の是非を論じるのは、ここの主旨ではないので触れない。このプロセスでいだいた違和感が、私自身のパーソナリティと関連していると思うので記すのである。

下関市が提案した統合案への、残り2病院の反論を簡潔にいうと、「統合によって大きな規模の急性期病院が誕生すれば、自院の経営に大きなマイナスの影響が出るから」ということだ。要するに、自院ファーストの発想である。このことが私には理解困難であった。

下関市の将来の医療体制維持には、経営基盤のしっかりした、一定規模以上の急性期病院が必要であり、そのためには4病院の再編・集約が不可欠。これはひとつの正論である。ただし、総論として。

そして、再編・集約の組み合わせとして、どの病院が統合されるべきかの議論に入るや、反対派が主張を始める。総論賛成・各論反対の構図は、いろいろな場でおなじみではあるが、このケースではどうにも納得がいかなかった。

先に説明したように、私を含めて、3病院の病院長は同じ山口大学から派遣されている。派遣の理由は、当時の大学医局や派遣先病院の事情が主なものである。つまり、たまたまの状況とタイミングで成立した人事というのが、実際のところだろう。

このことは、私が関門医療センターや済生会病院に派遣されていた可能性は十分あり得たということになる。そのまま勤務を続けて、私が関門医療センターや済生会病院の病院長に昇格することになったとしても不思議はないのである。

この想像は、現在勤務している自院に、どれだけ深いシンパシーとロイヤルティを持ちうるかという疑問につながる。

なにがなんでも自院ファースト。それ以外の病院憎し。自院の利益のためには、他の病院が傾いてもやむなし。少なくとも私はこのような発想に違和感を憶えるのである。

私にとって最も大切なことは、将来にわたって下関市の医療体制が安定して維持されることである。そのためであれば、自院が吸収され、無くなることになってもやむなしとさえ思っている。なにも、私が公明正大であると胸を張っているのではない。むしろ、反対派の病院長の考えの方が普通であり、私が世間一般とずれているのではないかと不安に感じるのである。

この疑問と違和感は、私の共感力の程度へと連想が及ぶ。

アフリカ大陸に起源をもつ人類の祖先は、類人猿から出発して多くの系統に分かれていった。その中で、現在まで唯一残ったのが、われわれホモ・サピエンスである。

なぜホモ・サピエンスのみ、絶滅をのがれて生き残ることができたのか。

一説には、ホモ・サピエンスが集団を形成・維持し、さらにより大きな集団に発展させるのに有利な遺伝的形質を進化の上で獲得したからとされる。集団は大規模である方が他との争いに有利である。大集団を形成できたことによって、ネアンデルタール人など他系統の霊長類を駆逐したのではないかという説明である。

集団をより大きくする原動力は、自分の属する集団に対するシンパシー、つまり内集団びいき・郷党的な性質である。

この性質が、進化上獲得された遺伝的・生得的なものであれば、消し去ることのできないものであり、ほとんどのホモ・サピエンスが有していると言える。これがあるからこそ、我々は地球上で増え続け、現在の繁栄を謳歌することができた。

自分の病院ファーストとは、内集団びいきに他ならない。

こう考えれば、自院ファーストのマインドは、人類として生得的に有する感情であり、否定されるべきものではないということになる。そのマインドが薄い私は、ホモ・サピエンスの中で少数派ということか。

脳内ホルモン・オキシトシンは共感力を高める作用を持つのであった。オキシトシンには、ヒトを内集団びいきにする効果があるという。つまり、共感力と内集団びいきには相関があり、共感力が必ずしも高くなかった私に、内集団びいきの傾向が少ないことも説明がつくというものだ。

共感力の高い方が病院長に適していると結論した。

しかし、高い共感力は、病院再編という公的利益を追求する計画においては、妨げとなりうる。

ここに、地域医療構想がなかなか進展しない、深い原因が潜んではいないだろうか。

高い理想を持っていたガンディーは、家族たちにとってはた迷惑な行動を繰り返し、周囲から眉をひそめられたり、疎んじられたりした。彼の見つめる先は、家族ではなく、世界全体であったのだろう。

進化の過程で有利な性質として、人類は共感力を高めていった。その結果、地球を覆いつくすほどに人口が増え、巨大な集団を形成した一方で、公的な、全地球的な課題を抱えることになった。その課題を解決するのに、高い共感力は障壁となってしまう。このジレンマに、人類はこれからも苦しみ続けるのだろう。

ここに至って、高い共感力が病院長に適しているとは、自信をもって言えなくなった。ある場面では有利に働くこともあれば、別の場面では自制しなくてはならないこともある。そのさじ加減ができる人物が、病院長に適しているのかもしれない。

パーソナリティ分析の結論

人の性格の50パーセントは生得的に決定され、残りの50パーセントは幼少期からの環境要因で決まるという。そうであるならば、中年を過ぎて就く病院長が、病院長に適したパーソナリティに変わろうとしても、それは無理ということになる。

では、不完全な人物に病院長が務まらないかというと、そうではない。大切なことは自身の不完全さ、不足の部分を自覚し、創意工夫によって欠点をカバーし、補完する努力をすることだ。そのためには、自身のパーソナリティを客観的に評価しなくてはならない。努力すべきところは、当然それぞれ異なる。

私の考える、病院長に適したパーソナリティは既に示した。それは、外向的であり、安定した精神状態を保つことができて、高い協調性を持ち、堅実で、新奇なことへの関心はほどほどであり、冒険的でないという人物像であった。

ビッグファイブ判定基準・ＢＦＩ－10による理想の病院長のスコアと、私自身のスコアとを重ねて、レーダーチャートにしたものがこれだ。

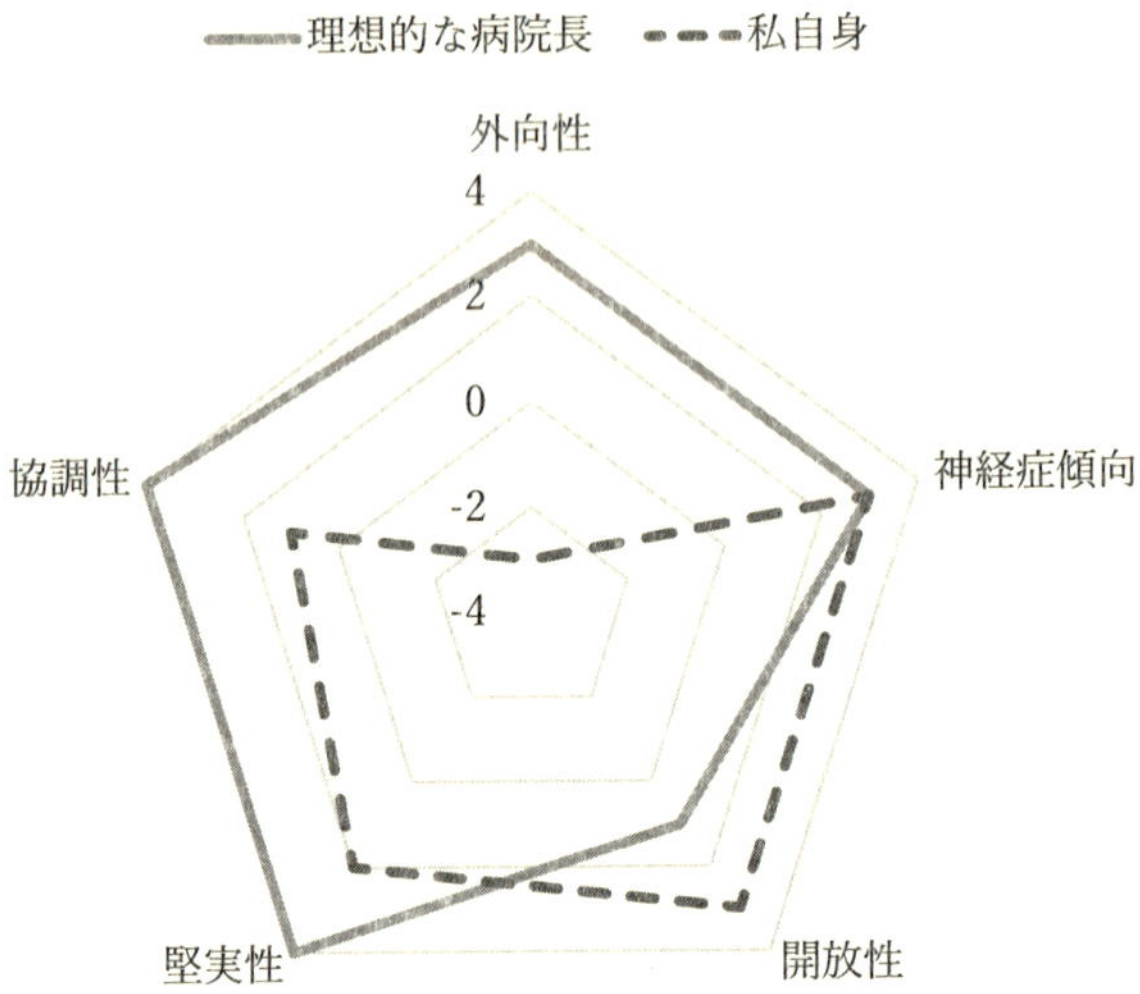

チャートで際立っているのは外向性の部分だ。理想的な病院長と私自身とは、ゼロを境にまったく逆に振れている。

内向的で人見知りであることは、このような分析をするまでもなく、ずっと前から自覚していたことである。病院管理者に就いた時点で、このハンデを克服する努力が自分には必要であるとわかっていた。会議や懇親会など公の場では、自分の殻に閉じこもることなく、積極的に発言し、周りに話しかけるよう奮い立たせてきたのである。しかし、元々のキャラに抗するこのような努力は、自分にとって負荷の大きいものであったのは否めない。

内向的な性格は、病院スタッフとのコミュニケーションにおいても不利であった。スタッフとは挨拶や会話を欠かさないようにこころがけ、定期的な面談を繰り返した。が、はたして十分なコミュニケーションがとれていたかどうか。周囲からはぎこちなく見えていたかもしれない。

神経症傾向はスコアが一致しており、合格としてもよいか。振りかえってみても、病院長の間を通じて、安定した精神状態で務めあげることができたと思う。動じることの少ない楽観的なキャラクターは、外向性のマイナス面をいくらか補ったことだろう。

協調性スコアが低めであることは、スタッフとのコミュニケーションにおいて不利であったかもしれない。

自身は利他的ではあると思う。ただ、利他的な行動を目指すとはいえ、それを実行する際に周囲の声に十分耳を傾けていたかどうか。独善的になっていなかっただろうか。

開放性の高いところはどうだろう。

新しいことに着手したり、システムやルールを変更するときには、どこかワクワクする自分がいた。ワクワク感を持つこと自体は悪いことではない。しかし、実際に決断し実行する前に、冷静かつ合理的な検討が十分に行われず、軽率な判断をしてしまうことがなかったかどうか。バンジージャンプを飛ぶような決断があったとすれば、病院長として不適切である。

堅実性スコアは、私自身と理想の病院長とに大きな差はなかった。しかし、堅実性を同調性と共感力に分けて評価すると相違が見えた。

私の同調性は、高くも低くもない標準的レベルと自己評価した。理想の病院長は、標準を上まわる高めの同調性を持つのが望ましい。私の同調性は若干物足らない。他人の気持ちに寄りそう努力を怠ってはいけないと自覚すべきだろう。

共感力については、病院長は情動的共感力と認知的共感力とも高いことが望ましい。一方、私の情動的共感力は低め、認知的共感力は高めであった。その結果、私にサイコパス的一面があるかもしれないのであった。サイコパス的性格は使いようによっては病院長の職務においてプラスにもマイナスにもなることを認識して、判断の参考にすべきということだろう。

私の60年を超える半生は「挫折の無い人生」であったと思っている。周囲にもジョーク混じりに吹聴してきたが、これは実感である。

また、大きな決断をするときに、ほとんどすべて自分で決めてきた。肉親や先輩や友人に意見を求めることはあっても、あくまで参考意見であって、決断を他人にゆだねることなく、最後は自分で決めた。このやり方で、さして問題なくやってきた。挫折することなく。

ところが、キャリアの終盤で大きな挫折を経験した。

言うまでもなく病院長辞職である。しかも、自らの決断というよりは、引責辞任という強制的なシャットダウンであった。これまでの半生で、あまりにも特別なイベントであった。

しかし、これは本当に特別な出来事であったのか。

周囲の意見をあまり重んじることなく、最後は自分で決断し、大過なくやり通した半生。実は、そのしっぺ返しとして、大きな挫折が待っていたのではないか。長い時間をかけた因果応報にすら思える。

さらには、挫折の無い人生というものも、自分の思い込みではなかったか。実はいくつも挫折していたことに、気づいていないだけだったのかもしれない。

そのような生き方の結果として、今の私の立ち位置がある。

周囲の見解や助言を実直に聞き入れて、熟考した上で決断してきていたならば、もっと収穫の多い半生となっていたかもしれないと思うのだ。高い能力の持ち主ではないにしても、それを補って余りある結果が待っていたかもしれない。もっと違う風景を見ることができたかもしれない。

人の思考の癖や行動パターンはパーソナリティの上に成り立っている。パーソナリティを変えることは不可能だ。しかし、思考や行動をコントロールすることはできる。自身のパーソナリティを理解した上で、思考や行動を最終決定する前の段階で変更や微調整をする。これは可能である。

自分勝手な人生をおくるのであれば、気の向くままに過ごしてもいいだろう。しかし病院長という重責を担うのであれば、自身のパーソナリティを客観的に把握し、自らにフィードバックし、決断や行動の修正に努める謙虚な姿勢が必要だ。

この自覚がもう少し足りていれば、病院長としてもっとうまくやれたかもしれない、あのような形で辞職しなくてもすんだかもしれないと悔やまれるのである。今さらではあるが。

自身のパーソナリティの理解に、主観だけに頼るのは危険だ。客観的評価軸が必要である。

ここで用いたビッグファイブによるパーソナリティ分析は客観的ツールのひとつである。残念なことに、これを知ったのはキャリアも終盤を迎えるころであった。もっとも、その時には終盤と考えてもいなかったのだが。

もっと早く知るべきであったというのが素直な感想だ。甘えた言い方をすれば、もっと早い時期に誰かが教えてくれていたら、と思う。

病院長に就任するよりずっと前。できれば医師のキャリアをスタートさせたころ。いや、中学生や高校生のころに知っていればよかった。

器用に、大きな失敗を犯さないように、あとから後悔しないよう人生を歩むには、まず自己を知ること。そして、よきリーダーになろうとするのであれば、自らの特性に応じた努力を続けなくてはならない。

とはいえ、あらゆるリーダーに通じる、共通の心得はないものだろうか。

まずはっきりさせておきたいのは、「リーダーらしい人格」というものはない、ということだ。

ジム・コリンズ、ジェリー・ポラス著『ビジョナリー・カンパニー』（日経BP）よりハリー・トルーマン大統領にはカリスマ性はかけらもなかった。それでいながら史上最高の大統領の一人だった。私がこれまでの六十五年間コンサルタントとして出会ったCEOのほとんどが、いわゆるリーダータイプでない人だった。性格、姿勢、価値観、強み、弱みのすべてが千差万別だった。外向的な人から内向的な人、頭の柔らかな人から固い人、大まかな人から細かな人までいろいろだった。

P・F・ドラッカー著『経営者の条件』(ダイヤモンド社)より

私は成功したCEOに出会うたびに「どうやって成功したのか?」と尋ねてきた。凡庸なCEOは、優れた戦略的着眼点やビジネスセンスなど、自己満足な理由を挙げた。しかし偉大なCEOたちの答えは驚くほど似通っていた。彼らは異口同音に「私は投げ出さなかった」と答えた。

ベン・ホロウィッツ著『HARD THINGS』(日経BP)より

それで、みなみはドキドキしながらその先を読み進めた。すると、そこにはこうあった。

〝人を管理する能力、議長役や面接の能力を学ぶことはできる。管理体制、昇進制度、報奨制度を通じて人材開発に有効な方策を講ずることもできる。だがそれだけでは十分ではない。根本的な資質が必要である。真摯さである。〟

その瞬間、みなみは電撃に打たれたようなショックを憶えた。
岩崎夏海著『もし高校野球の女子マネージャーがドラッカーの「マネジメント」を読んだら』（ダイヤモンド社）より

上記は、今まで読んできた経営学方面の書籍の一部から、リーダー論にふれた記述を抜粋したものだ。これらのメッセージは、次のことを伝える。

優れたリーダーにはいろいろなタイプがあり、どれかひとつというものではない。もし理想のリーダー像というものがあるとしても、そのような存在は現実にはまれである、それよりも、優れたリーダーとは困難に対してけっしてあきらめず、真摯に向き合いつづけられる人である。

結局、私は優れた病院長になることはできなかった。ただ、在任中、困難や難しい課題に対して、あきらめることはなかった。この点は及第点をもらってもよい、と思うのは自惚れだろうか。

PART 2. クリニカル・ガバナンス

ナラティブと現実のバランス

ヒトがヒトを認知する能力には人数的な限界がある。

自分以外のヒトを知り、さらにそのヒトたちがお互いにどのような関係にあるかを無制限に認識することはできないということだ。そのため、ヒトが集団をつくり、安定的な関係を維持できる規模には限界があり、100から250人の間とされる。これを、提唱者の名前からダンバー数という。

社会集団の規模は階層構造をなし、文化に関係なくほぼ共通とされる。規模の小さい順から、バンド（30〜50人）、共同体もしくは氏族（100〜200人）、メガバンド（500人）、部族もしくはトライブ（1500人）と呼ばれる。

ダンバーによると、血縁を中心に結びついた自然な集団の規模は共同体までが限界であり、ダンバー数を越えた集団を安定的に維持するためには、拘束性のある規則や強制的なノルマ、権力が必要になるという。このことが進化の過程で宗教を生む要因になったと、ダンバーは主張する

（ロビン・ダンバー著『宗教の起源』白揚社）。

ユーラシア大陸西半分に暮らす人々が、ヨーロッパ人としてのアイデンティティを共有できるのは、キリスト教を信仰しているからである。中東の人々がアラブ人としてまとまることができるのは、イスラム教があるからである。世界中に散らばっているユダヤ人が同一民族である根拠としたのは、ユダヤ教徒か否かということであった。このように大きな集団を束ねる有効な手段として、人類は宗教を生んだ。

大集団の紐帯は宗教のみではない。

宗教に代わるものとして、神話や物語がある。というより、ある宗教が形成される前提に、神話や物語が用意されていることが多い。キリスト教とイスラム教はユダヤ教から派生したものだが、ユダヤ教の聖典である旧約聖書の中身は神話的である。

神話や宗教を採用しないのであれば、代替するものが必要である。イデオロギーはそのひとつだ。中華人民共和国における共産主義がその例である。

日本民族はどうだろう。わが国には古来から神道がある。まだ国家の体をなしていなかった古代、ヤマト政権が成立する前は、多くの氏族が並立していた。それらを制圧していく過程で、人民を納得させ、合意を形成するためには天皇家の伝説が必要であった。それを形あるものとして示したものが、古事記と日本書紀である。

以後、日本列島に住む人々が、日本民族としての自覚をもち、大和朝廷の下でまとまった精神的基底に、神道が存在し続けた。その神道は宗教というより神話に近いものだろう。

さて、病院の話である。病院という組織も人の集団であり、それがまとまる原理は同じであるはずだ。

下関医療センターの職員は450人あまり。この、共同体を超えた規模の組織を束ね、維持するには、それなりのしかけが必要ということになる。

医療人であるのだから、市民や社会の健康福祉のために働くという理念はもちろん存在する。しかし、これはあらゆる病院にあてはまることなので、スタッフが下関医療センターにとどまり、まとまる動機にはなりえない。

職務規定などのルールはあるが、これだけでスタッフを縛るのは窮屈だ。自院へのロイヤルティとエンゲージメントを感得するためには、スタッフ一人ひとりの心に響き、ワクワクさせる何かが必要である。それはつまり、物語（narrative ナラティブ）のようなものである。

下関医療センターにとってのナラティブは何だろうか。何を提示すべきだろうか。病院長着任の時に、私がまず考えたことであった。

下関市では病院再編計画が議論されていることは先述した。下関医療センターはまさにその当事者である。このことこそナラティブになりうるのではないかと考えた。

少子高齢化が急速に進む下関市にとって、急性期病院を集約・再編することは不可欠である。そして、このことは下関医療センターの存続と安定経営のためにも必要なことである。

他病院と統合して新病院を設立することによって、市民に安定的で持続可能な医療を提供できる。さらには、やりがいのある仕事と職場環境が実現する。これはワクワクすることに違いない。

スタッフが明るい未来を描いて働く意欲を持てる。「病院再編に向かって進もう。」まことにナラティブにふさわしいと思った。

ナラティブとは言っていないが、私は病院長の間、これをスタッフに繰り返し示し、下関医療センターの目指すべきことと意識づけるよう努めてきた。このこと自体は間違っていなかったと思う。

しかし、スタッフがモチベーションを保ち続け、やりがいをもって日々の仕事をやっていくには、ナラティブだけでは足らないことに、やがて気づかされることになる。

崇高な理念はよい。ワクワクする話もよい。

しかし、人々は目の前の生活や仕事に追われている。遠い未来だけを見つめているわけにはいかない。

高潔な政治家が美しい理想をいくら語っても、現実の生活が苦しいものであれば、人心はやがて離れていき、最後は失脚する。

組織においては、現実的な難題が解決されないままであれば、日々の業務の遂行が苦しくなっていき、業績が悪化し、リーダーへの信用は失われていくだろう。病院もしかり。

ナラティブのような、心と心を結びつけ連帯を保ち続けられるしかけを持つ一方で、目の前の難局に対処し、適切に乗り切る能力。リーダーには両方が必要であり、長期的配慮と短期的行動をバランスよく配分しなくてはならない。

私自身を振りかえれば、このバランスがよくなかったことが病院長辞職の一因であったかもしれないと思う。短期的な判断と行動の面にミスがあったのではないかと。

２０２０年から数年間続いたコロナ禍では、急性期病院として下関医療センターは精一杯の対応をした。大変ではあったが、うまく対処し、地域医療に貢献できたと思う。しかし、現場のスタッフには肉体的・精神的疲労が蓄積していた。

そこに、離職増加によるマンパワー低下、患者減少による経営悪化が押し寄せ、スタッフは不満を募らせていたに違いない。

決定打は、循環器内科医師引き上げである。このことでスタッフの不安は一気に高まり、モチベーションを保つ糸が切れたのであろう。これを解決できない病院長から、心が離れていってしまったのではないか。

病院再編は、実現するとしても、それはもう少し先の話。目の前の業務をどうにかしなくてはならないスタッフにとって、次第にそれは雲をつかむような、非日常的なナラティブになってしまったのではないだろうか。病院再編はけっして非現実的な計画ではないのだが、その実感をスタッフが薄れさせてしまったのであれば、これはひとえに病院長の責任である。


ヒトの進化の過程で、原始宗教はアニミズムや呪術に端を発したと推測される。部族において、呪術を取り仕切るのがシャーマンである。邪馬台国の卑弥呼のような存在だ。

シャーマンは占いによって人々を導き、とるべき行動を示し、病苦においては治療を施すことによって、人々の尊敬を集める。カリスマ性を維持し、生涯を全うしたシャーマンがいた一方で、中途で失脚し、不幸な最期を迎えたシャーマンもいただろう。

シャーマンが失脚するとは、どのような状況か。

それは、人々や集団に実害が生じた時であろうことは想像に難くない。占いをはずしたり、自然災害など不測の事態が起きて、集団に大きな損害がもたらされたとき、シャーマンはカリスマ性を失う。地位から引きずり降ろされ、場合によっては殺されることもあったにちがいない。

気の毒ではあるが、シャーマンとはそのような厳しい存在である。現代のカリスマ的なリーダーも、実はそのような脆弱な地盤に立つ存在と言える。

この構図は、病院も同じである。組織である以上、それを束ね維持する原理に変わりはない。遠い崇高な目標は必要だが、スタッフにとっての優先事項は目の前の現実である。病院長はこのキモを押さえておかなくてはならない。

私は、もとよりシャーマンでもカリスマでもない。凡庸な病院長としてキャリアを終えた。組織運営のキモにもっと気を配り、手を打っていたら、優秀な病院長になっていただろうか。

事件

病院長就任のときに心にきざんだこと。

「記者会見を開かなくてはいけないトラブルを経験せずに退職を迎えられたら、合格。」

ところが、就任わずか4か月あまりで、それがかなえられない事態に直面することになった。

発生したのは、2018年8月7日。

入院患者に投与する予定の輸液バッグが破損し液漏れしていることに看護師が気づいたことが発端であった。ほどなく、別の輸液バッグからも液漏れが見つかる。しかも、2つの輸液バッグには針であけられたような穴が認められた。

偶然に生じた破損とは考えにくく、事件性が疑われたため、警察への通報を決断。ここから、一気に大騒動に進展し、病院全体がその対応に追われることになる。

直ちに、下関警察署による現場検証、物品押収、関係者からの聴取が開始された。

病院としては、警察の捜査に協力しつつ静観するしかない。当面は、スタッフへの説明と動揺の鎮静化に努め、地域医療機能推進機構（ＪＣＨＯ）本部と連携をとりながらの対応となった。

10日ほどして、押収された輸液バッグの鑑定結果が判明。中味の液体から消毒薬として使用される界面活性剤が検出された。

当時大きなニュースとなっていた、看護師によって輸液に消毒剤が混入された事件（大口病院連続点滴中毒死事件）が、我々の頭をよぎった。犯罪のにおいが濃くなる中で、警察の捜査が続けられた。


警察が介入した以上、捜査や検証は警察にゆだね、病院側は協力に徹するしかなくなる。病院としてすべきことは、市民やマスコミへの情報公開、通常診療の差配、病院利用者の不安への対処、再発防止、スタッフのメンタルケアなどである。

私はもちろん、下関医療センターにとって初めての経験であり、どうすべきかわからないままに、遅滞なく行動しなくてはならなかった。その面で、大変助けられたのは、発生当初よりＪＣＨＯ本部から間断なく助言と指導が届けられたことであった。

たとえば、マスコミへの対応。

発生当初から、早く公表することをＪＣＨＯ本部は求めた。現場は対応に忙殺されたこともあって公表の準備が後手にまわりがちとなり、マスコミ発表のタイミングを計りかねていた。病院にとってまずいことは公けにしたくない方向へ、どうしても気持ちが傾く。犯罪の可能性がある場合はなおさらだ。公表すれば、大々的に報道されるだろう。

しかし、事態を甘くみて公表が遅れることは、後々まずい結果を呼び、批判の種となる。ＪＣＨＯ本部は、グズグズする我々の尻をたたき続けた。この指導は適切であったと思う。

消毒薬が検出されるに至って、公表をこれ以上先延ばしできないと判断。経験未熟な私たちにＪＣＨＯ本部が具体的な指南をする。記者クラブへのプレスリリース投げ込みのタイミングや記者会見の日時設定など。

記者会見が行われたのは、発生から10日後であった。

会見においても、ＪＣＨＯ本部から細かい指示が届いた。会見場所、会場のレイアウトと設営、説明原稿のチェック、会見の手順、予想質問への回答準備など。

記者への説明と質疑応答を主に行うのは、もちろん私である。会見に臨む私のために、細かい留意点がＪＣＨＯ本部から示された。

いくつか挙げてみよう。

服装：白衣の下は、白または薄めのブルーのシャツ。ネクタイは紺系かダークグレー。
目線：記者席を見て話す。視線がうつむいたり空を泳いでいると、自信がない印象を与える。
口元：引き締めて、歯をみせない。唇を細かく動かしたり、なめたりすると「嘘を言っている」「何か隠して不安がっている」印象を与える。
顎：常に引き締めておく。
額：額にしわを寄せたり、眉毛を絶えず動かしていると「話したくないことを聞かれている」と思われる。
姿勢：背筋と首をまっすぐに伸ばす。
腕：腕は伸ばして手を机の上におく。
動き：カメラマンは、身体の細かい動きに反応してシャッターを切るものと心得ておく。汗をかいてもハンカチでぬぐわない。
声：適当に間をとりながら、いつもよりゆっくりと考えながら話す。小さ過ぎない声で、はっきりと。

これに沿ってリハーサルを済ませて記者会見に臨んだ。おかげで本番はほとんど緊張することはなかった。会見はＴＶで放送され、多くの人が目にしたが、周囲からの評価は上々であったと記憶している。

それからというもの、ニュースで流れる他人の記者会見を見る目が変わった。

会見のタイミングが遅すぎる。
こんな場所で開くべきではないのでは。
高をくくったような軽い言動は反感を買うぞ。
この返答はないね。
目が泳いでいる。都合の悪い質問をされたな。
今の仕草は切り取られて流されるぞ。

などと、上から目線で偉そうに批評しながら眺めている。たったの１回であるが、経験者の強みである。2回目はあってはならないのだが。

今の世の中、著名人など社会的影響力のある個人や組織が不祥事やトラブルを起こせば、きちんとした釈明や謝罪が求められる。初期対応、記者会見、その後のフォローといった一連の対処を誤ると、とんでもないことになる。今はSNSを通じて、あっという間に火の粉が飛び、大炎上する。最悪の場合、解任や引退など社会的に抹殺されかねない。

そうならないためには、初動から適切な対応に努めるしかない。適切な、とはいっても、経験の浅い個人や組織には、何が適切なのか分からない。

その点、JCHOという組織がバックについていた私と下関医療センターは恵まれていた。何のサポート体制の無い一民間病院であったら、あれほど平静にことは進まなかったと思う。

親方のJCHOには、いろいろと文句や不満を言ってきたが、危急のときは頼りになる存在であったと感謝している。

輸液バッグ破損事故は、警察の捜査の結果、何者かが故意に行ったという証拠は得られなかった。偶発的アクシデントなのか犯罪なのか結論が出ないまま、捜査はいったん打ち切りとなった。もやもやとしたものが残る顛末に終わったが、私だけでなく、病院スタッフにとって大きな教訓を得ることができたと言える。

本件のような重大事態に対して、どのような心がまえで何をすべきかを、スタッフが実地で体験できたことは大きい。警察やマスコミなど、そしてなによりも一般市民とのかかわりの深さや責任の重さを再認識し、病院というものが社会的存在であることを自覚する機会になった。

犯罪であったかどうかはわからない。しかし、再び起こさないためには、スタッフ間の信頼と良好な勤務環境を日ごろから醸成する努力が必要であることも理解したことだろう。

病院長就任当初に経験した大事件。大変ではあったが、その後の体制づくりに役立てられたと思う。貴重な経験が風化しないように、発生した8月7日を下関医療センター・安全管理の日と定めて、スタッフの記憶に留めることとした。

マットレス

下関医療センターは、地域医療機能推進機構（ＪＣＨＯ）という独立行政法人が管轄する病院であり、全国に配置されているＪＣＨＯグループ57病院のひとつだ。ＪＣＨＯでは全国の病院を、東日本地区・西日本地区・九州地区の３つに区分しており、下関医療センターは九州地区に属する。

各地区には地区担当理事がおり、地区内の病院長から選ばれる慣例となっている。担当理事は地区全体を統括し、地区内全病院の経営状況に目を配る。

私が病院長を退職するときの九州地区担当理事は、ちょうど交代の時期にあたり、次期理事は諫早総合病院・長郷国彦病院長に内定していた。

当時、下関医療センターの経営状態が芳しくなかったこともあり、長郷病院長は理事就任前から何度も来院し、経営の指導を行っていた。

あるとき、長郷病院長から医師当直室を見せてほしいという申し出があった。

当直室の視察というのは、ちょっと珍しい提案と思った。が、そこは快く応じて案内してさしあげた。

当直室に入った長郷病院長は、すみずみをチェックした後に、やおらベッドの毛布の中に手を入れた。そして、両手でマットレスを押しながら言った。

「山下先生。このマットレスは古いね。へたっているよ。触ってごらん。」

そう言われて、マットレスの感触を確かめた私は、「そ、そうですね。」と答える。

長郷病院長「そろそろ交換した方がいいね。S●M●N●なんかお奨めだよ。」

私「わ、分かりました。さっそく検討します。」

そうですね、と返したものの、正直に明かすと、マットレスのへたり具合が私には分からなかったのである。S●M●N●も知らない。あたりまえのように話す長郷病院長との差に愕然とした。

さらに、長郷病院長は言う。

「救急診療の激務で疲れている医師にとって、当直室は一息つける貴重なスペース。そこを快適な環境にしてあげることは、とても大切。病院長がそこまで気を配ってくれていると感じてもらうことも必要。少しでも気持ちよく当直業務に就いてもらうことが、医師たちのモチベーションに直結するのです。これはとても大事なこと。救急医療は、この病院の経営のかなめですからね。」

返す言葉がなかった。

医師たちの満足度やモチベーションを上げるために、当直室の環境を快適にすることは当然だ。しかし、そのためにベッドのマットレスにまで気を配る細やかさが、私には欠けていることを突きつけられたのである。

職場環境に配慮するには、かくもきめ細かなセンスが病院長には求められることを教えられた。赤面する思いであった。

しかしながら、当直室を後にして長郷病院長についていきながら、心の中でつぶやいた。

マットレスの劣化を手の感触で分かるなんて、自分には無理、と。

ベッドに寝転んでも分からないにちがいない。自宅のベッドの感触さえ気にしたことがないからだ。ましてや、マットレスのブランドなんぞ知るはずもない。

私は、マットレスや布団や枕の寝心地が少々悪くても、熟睡できてしまう幸せな人間なのであった。要するに、鈍感なのである。

自身の鈍感さに気づくことは多々ある。

視力や聴力はさほどとは思わないが、臭覚はたぶん鈍い。これは味覚の感度に影響する。ヒトの味覚の90パーセントは匂いの感覚とされるからだ。このことは、いくつかの一般常識に無知であることの原因となっている、おそらくは。

たとえば、風味やうまみといった繊細な味の違いがよくわからない。そのため、食材や料理の知識に暗い。

日本各地の名産品にも疎い。栃木のとちおとめとか、秋田のきりたんぽのたぐいだ。けっこう年齢を重ねるまで知らないものが多かった。これも味覚が影響している気がする。

味覚と関係ないが、花や草木を知らなくて、妻によく笑われる。ツバキとかスズランとか誰でも知っている植物の知識がとぼしい。名前は知っていても、実物の花や葉や幹や枝ぶりと一致しないのだ。これは何が原因なのだろう。

若い時分は誰しも一般的な知識や常識が足りないけれど、年を重ねるうちに、少しずつ埋め合わせていくものだ。私が問題であるのは、一般常識が足らないことに気づいても、それでかまわないと高をくくってしまったことだ。これが傷を深くした。ぽっかりと知識が抜けたまま、年をとってしまった。

こう考えると、いっぱしの大人になってからの常識の低さは、生来の能力に原因があるというよりは、知識の習得の努力を潔く放棄してしまう性格によるものだということになる。

病院長という立場になると、常識の低さはハンデになる。

誰でも知っている花の名前をまちがえるのはみっともない。

料理やお酒の繊細な味が分からないのは恥ずかしい。お高いワインを飲んだ時に、気のきいた一言を言えた方がいいに決まっている。

まわりは立派な病院長ばかりだ。一般常識を知らなければ、教養や知性、さらには人格までも疑われる。これは仕事や人付き合いの上でデメリットとなる。

個人的な恥で終わるうちはまだよい。しかし、この無知と鈍さが仕事に悪影響を及ぼすとしたら問題だ。マットレスの劣化が分からないように。

企業は利益を追求するだけでなく、不正や不祥事を防ぎ、公正な判断や運営を行うための仕組みを持つことが求められる。コーポレート・ガバナンス（企業統治）である。

病院の場合も同様で、クリニカル・ガバナンスと呼ばれる。

統治を行うためには、明文化されたルールや指針（ガバナンス・コード）が必要となる。しかし、それがあるからといって、強固なガバナンスが保証されるわけではない。組織は人で成り立つ以上、構成員であるスタッフがルールや指針を遵守することが肝要であり、自ら統治に従う文化が醸成されなければならない。

統治に従う文化は、スタッフが組織にロイヤルティを持たなければ育たない。ロイヤルティが育まれるには、業務への高いモチベーションをスタッフが維持し続けることが欠かせない。

モチベーションを保つにはどうしたらよいか。

病院スタッフの多くは高邁な理想をいだいて職務に就いている。しかし、それだけでモチベーションを維持することはむずかしい。

病院スタッフも人間である。日々の業務の中に、快適と癒しの要素が少なければ、意欲は徐々に低下していく。快適と癒しが減らないように気を配るのは、管理者の仕事である。

業務中に座るイスは疲れやすくないか。

デスクまわりは作業しやすいか。

休憩スペースは足りているか。

休憩中にスマホを快適に使えるか。
院内売店の品ぞろえは十分か。

こういったことに気づくためには、病院長は自らの足で現場におもむかなくてはいけない。しかし、いくら現場をみても、感度が鈍ければ問題を見逃してしまう。私である。その証拠が当直室のマットレスではなかったか。

傑出したアーティストやトップアスリートが稀な存在であるように、優れた感性というものは天性のものであり、努力で埋めることには限界がある。しかし、足らないことを自覚することは可能だ。その場合には、不足を補完し、進言してくれるスタッフを脇においておかなくてはならない。

きめ細やかな感性、あるいはそれを補う努力は、経営やガバナンスにおいて必要な、病院長のスキルである。

医師のトリセツ

病院には不断の業務改善の営みが求められる。
利用者に上質の医療サービスを提供し、良好な職場環境を実現するために、業務上の問題点や改善すべき点を洗い出し、よりよいものに変えていく。その結果として、病院経営が上向く。これも業務の一部である。

下関医療センターでは業務改善活動をＴＱＭ（Total Quality Management）として、長年取り組んできた。

改善すべき課題を抽出し、テーマごとに多職種で構成されるチームを編成する。毎年度初めに活動をスタートし、外部から招いた指導者の下で、「現状の把握」、「目標値の設定」、「原因の究明」、「対策の検討」、「改善実施策の立案と実行」、「成果の確認」という手順に沿って、半年以上かけて活動を行う。締めくくりとして、12月に活動発表会を開いて成果を競う。

ＴＱＭ活動は10年以上続けられ、改善された業務や院内環境は多々ある。しかし、ＴＱＭの理念が病院全体に浸透し、文化レベルにまで定着したかと問われれば、合格点にはついに届かなかったと思う。なぜだろう。

ＴＱＭ活動は職種や職場を超えたチームで実践することを義務づけてきた。当然、チームメンバーには医師もいる。医師が加わってこそ、ＴＱＭ活動の質が上がり、実りある成果が得られやすい。

ところが、ＴＱＭに協力的な医師はごく一部であり、これは変わることはなかった。メンバーとして名前を連ねていても、活動自体に消極的な医師がほとんどであり、幽霊メンバーでしかなかった者も多くいた。

10年以上続けても、医師たちの関わりの低さを克服できなかったことが、TQMが十分根付かなかった原因のひとつと考えている。

今や、私はひとつの諦観に達している。医師というものは、自身の専門分野には関心が高く、積極的に業務を遂行するが、それ以外の諸事には無関心なものである、と。

似たような例は他にもある。たとえば、医療安全管理（リスクマネージメント）に関して。日々発生する安全管理上のトラブルは、担当部署（安全管理委員会など）へ報告され、そこを中心にモニタリングと検討が行われる。これはどこの病院でもやっていることだ。重大なトラブルを起こさないためには、日常の些細なミスやヒヤリ・ハット（突発的な事象やミスにヒヤリとしたり、ハッとしたりするもの）を見逃さずに報告することが大切である。報告は、インシデント（incident 起りがちな）・アクシデントトリポートとしてまとめられる。インシデント・アクシデントは部署単位（○○病棟や薬剤部など）で報告されるが、報告を提出するのは、トラブルに気づいたスタッフである。よって、職種別（看護師、薬剤師など）に報告件数が集計できる。

職種別集計において、本来はどの職種からも均等に報告が上がるべきだが、医師からの報告が極端に少ない。これは全国どこの病院にもみられる現象であり、医療従事者の間では常識となっている。医師からの報告が少ない問題の解決にいろいろな試みがなされてきたが、実効をあげている病院は少ないのではないか。

この問題は、TQMにおける医師たちの態度と同根に思える。それは、他の職種とは別の、異質なマインドと文化が医師にはあるということだ。

医師が他の職種とは異なる考え方と態度をとる。これを容認することは様々な弊害の芽となる。まず、医療安全のような病院運営における中核部分の質が落ちる。リスクマネージメントの上でまことによろしくない。

また、医師を特別扱いすることは、他のスタッフに不公平感が生まれ、不満とモチベーション低下を招き、病院全体のムードを悪くする。

医師たちの考え方や姿勢を、他の職種と均てん（霑）化（均霑＝平等に利益を得ること）させることに、多くの病院長は頭を悩ませているにちがいない。

かたや、このような見方もある。

スタッフが意欲をもって、快適に業務を行う環境を用意することは、組織運営にとって大切であり、病院長が心を砕くことである。

病院スタッフの多くは何らかの国家資格を有する専門職である。できるだけ業務はそれぞれの専門分野に沿ったものにすることが望ましい。それ以外の業務に手を取られることは効率性を落とし、医療安全上も好ましくない。

業務効率の低下は病院収入を落とすことにも連なる。医師に限ったことではないが、収入源の核心である医師には、とりわけ合致することだ。医師には、それぞれの専門領域の業務に専念してもらう方が、経営にとっては望ましいのだ。

スタッフの間に、職種による壁をつくらず、平等化をめざすこと。医師には、余分な業務を強いることなく、専門領域に専念してもらうこと。この2つを両立させることは容易ではない。

では、お前の結論はどうなのだと問われれば、病院長を経験した今、2つの両立は不可能かもしれず、追求すべきではないかもしれないと答えるだろう。「かもしれない」という程度の確信でしかないが。


下関には唐戸市場という観光名所がある。

海産物にめぐまれた地の利を生かして、市内の鮮魚店や水産業者およそ50が市場に出店し、一般のお客に直接販売している。種類豊富で新鮮なネタの握り寿司をその場で食べられるコーナーはとりわけ人気で、休日ともなれば観光客で大賑わいだ。

2階に上がると市場全体を俯瞰できる。出店業者がそれぞれの区画スペースで忙しく働いている。その光景を見ていると、病院と医師の関係に似ているという思いにかられる。

唐戸市場の運営会社は、出店業者に場所を提供する。業者はそれぞれ独立した存在だ。運営会社のもっとも大切な役割は、出店業者が働きやすい環境を整えることにあり、結果として観光客に満足してもらえる市場が実現する。そのビジネスモデルは、要するにプラットフォーマーだ。

医師は医学教育を受け、国家資格を取得し、高度に専門化された職業訓練を経た存在である。なにより重要なことは、多くの（少なくとも下関医療センターの）医師は、所属している大学医局から派遣されている点である。病院は、そのような医師たちの寄り合いという構造をもっている。つまるところタコつぼ型組織である。

タコつぼであるならば、つぼの壁を無理にこわそうとせず、それぞれのつぼの中で、快適に過ごしてもらう方がよいのではないか。

もちろん、組織の運営には横の壁を越えなくてはならないこともある。しかし、その部分は管理者が担うべきことであり、医師たちにはできるだけ関わらせない方がよいのではないか。見方を変えれば、壁を超えることをいとわない者が、次のリーダー候補と言える。

病院がプラットフォームであってよいわけがない。しかし、医師との関係性においてプラットフォームの要素を持つことを容認して、バランスよく柔軟に医師を取り扱う術を病院長は心得るべきではないか。

私は病院長である間、つぼの壁を超える組織をめざしてきた。しかしそのことにやや偏重しすぎていたのではないかと、今思う。医師のみならず、スタッフが快適に自らの職域に専念できる環境をつくることに、もう少し目を配るべきであったかもしれない。

いやいや医師を特別扱いすべきではない、あらゆるスタッフは常に病院全体を見渡す姿勢を心がけるべきだ、という声が聞こえてきそうだが。

ここで、再びドラッカーに登場してもらおう。

著書『経営者の条件』の中で、彼の見解を述べた部分がある。

成果をあげるエグゼクティブは、部下が上司たる自分を喜ばせるためなどではなく、仕事をするために給料を払われていることを認識している。オペラの舞台監督は、プリマドンナが客を集めてくれるかぎり、彼女が何度かんしゃくを起こそうと問題でないことを知っている。最高の舞台をつとめ上げるうえで必要なかんしゃくであるならば、それを我慢することも舞台監督の報酬のうちである。

（中略）

人に成果をあげさせるには、「自分とうまくいっているか」を考えてはならない。「いかなる貢献ができるか」を問わなければならない。「何ができないか」を考えてもならない。「何を非常によくできるか」を考えなければならない。

プリマドンナならぬ歌手のマドンナは遅刻常習者だ。コンサート開始に30分、1時間遅れるのは当たり前。ひどい時は2時間以上遅刻することもあるという。

根気よく待つファンは偉いと思うが、2時間半遅刻したときは、さすがに大炎上し、訴訟問題に発展した。

それでもプロモーターがコンサートを企画し開催し続けるのは、マドンナの商品価値が高いことにつきる。遅刻はプロモーターにも迷惑にちがいないが、それに目をつぶって余りある収益を、マドンナがもたらすからだ。

個人的な不満を胸にしまい、周囲からの批判をかわしながら、唯一無二の存在であるマドンナに、気持ちよく歌って踊ってもらう。それがファンの求めることであり、マドンナも満足する。結果として興業が成功する。このビジネスの理屈を理解している者が優れたエグゼクティブであると、ドラッカーは言っているのだろう。

智に働けば角が立つ。情に棹させば流される。意地を通せば窮屈だ。

夏目漱石の草枕ではないが、とかくに病院運営はやりにくい。

病院長が理想をかかげるのは誤りではない。しかし、理想だけでことが収まるほど、現実は単純なものではない。

理想を引っ込めて妥協せざるを得ない場面は多々ある。そんな時に、コンフリクトを回避し、うまくことを進め、ベストではないにしてもベターな結果を導き出す。これをできる者が、現実世界において優れたリーダーと評価される。

うまくことを進めるとはどういうことか。スタッフ、とりわけ医師のやる気を削がない方策をとることだろう。そのためには人の心情を理解し、それに寄りそった解決策を探ることが必要である。

PART 3. 資本主義との相克

ホモ・ポリティクス

ＴＥＤカンファレンスは、アメリカの非営利団体が主催する講演会だ。講演者は、幅広い分野から募られ、著名人も多い。その分野の最新で深い内容が、一般の人にもわかりやすく話される。原稿を読み上げるのではなく、ステージを歩きながら聴衆に語りかけるプレゼン・スタイルはとてもスマートだ。学会発表や講演で、とかくパワーポイントに頼りがちな自身のスタイルを反省させられる。

ＴＥＤカンファレンスの内容は、インターネット上で無料配信されており、ＹｏｕＴｕｂｅで手軽に見ることが出来る。英語リスニングのトレーニングのために、暇を見つけて視聴するようこころがけている。

ＴＥＤのコンテンツのひとつに、ＴＥＤ‐Ｅｄという1本5分前後のシリーズがある。ちょっとした教養を短時間で身につけることができて便利だ。そのＴＥＤ‐Ｅｄのある回にマキャベリを採り上げたものがあった。

マキャベリといえば、「君主論」を著し、国家の利益のためになるのであれば、権力者はどんな手段や非道徳的な行為も許されると論じた人であり、非人道的で冷酷な人物像を思い浮かべる。目的のためには手段を選ばない行動をとる人をマキャベリアンと呼んだりもする。

しかし、TED-Edで解説されたマキャベリは、そのようなイメージとは異なっていた。

実際のマキャベリは、ルネサンス期のフィレンツェで外交官を務め、共和制を支持する忠実な官吏であった。メディチ家が権力を握った後に失脚し、拷問を受け、追放されもした。君主論は追放先で執筆されたものである。

マキャベリが君主論を著した動機には、批判的な解釈もある。しかし、彼の真意や実像にこだわるよりも、君主論で展開された主張を、今の我々がどう読み解き、役立てられるかを考えた方が有益というものだ。単なる権力獲得や処世術のための指南書であれば、後世まで遺るはずがないだろうからだ。

TED-Edにおける解説は次のようなものであった。

政治というものは、高邁な理念や理想よりも、具体的な現実に基づいて行われなければ不幸な結果を招く。庶民としては、権力者に理想や正義を期待するのは危険であり、政治を現実的かつ冷静に見ておかなければ、権力者に足をすくわれてしまう、と。

君主論を権力の掌握や維持のための方法論としてではなく、権力者の常套手段を示すことによって一般市民に警告する書として読めば、そのメッセージは現代にも十分に有効である。実際に、マキャベリは友人にあてた最後の手紙で、こう記している。

「地獄に落ちぬよう、そこに続く道を知るべきだ」と。

私は病院長就任時に自院の理念や基本方針を策定した。それまでの副院長時代の経験や、書籍などで得た知識を基に考え、明文化し、内外に公表した。ここまでは、どの病院長もやっていることだ。これはこれでよい。

しかし、今振りかえってみて、理念や理想に比重をかけすぎていなかったかと考えるのである。頭の中で考えることや書物に記されていることを重視しすぎれば、現実の事象や変化への感度が下がる。さらに、それらに対処する反射神経が鈍る。そのような傾向の病院長ではなかったか。日々生じる様々なトラブルに対処する際には、社会通念や組織の理念を基準として判断することが基本である。しかし、そこに拘泥すると、現場でコンフリクトを生じやすい。理想を持ちながらも、どこかに落としどころを見つける柔軟な姿勢がなければ、問題は解決に至らない。

特に人を相手とする場合はより慎重に対応しなくてはならない。

正義と理念を基準にすえて、それが論破や処罰として帰結した場合はとりわけ、表面上は問題が片付いたように見えて、当の本人には深い部分で不満と反発が残る。トップには、それを感ずるセンサーが必要であり、そうならないための配慮をしておくことが望ましいし、妥協と調整が必要なこともある。私にはこの部分が不足していた気がしてならない。

「この部分」とは、政治的な営みにほかならない。マキャベリが推奨した手法に通ずるものでもある。

「理念や理想を重んじる姿勢」と「現実にそって行動する姿勢」との対立は、古代ギリシャの2人の哲学者、プラトンとアリストテレスの対比に相似する。

プラトンは、この世界には「イデア」という不変の理想があり、イデアを追求することが正しいことであり、イデアを感得した者が哲人として政治を行うべきであると唱えた。人間の感覚や経験を基盤に据えた経験主義には懐疑的であった。

それに対してアリストテレスは、理想の政治など存在せず、現実をよく分析して、最良を求める努力こそが大切であると批判した。人間はポリス的（政治社会的）動物であるとアリストテレスは言い、政治的人間という意味の「ホモ・ポリティクス」という言葉を生んだ。

「哲人」と「ホモ・ポリティクス」、どちらを求めるべきなのか。

いや、そもそも哲人など存在しないのであれば、あるいは哲人に到達できる人など稀なのであれば、ホモ・ポリティクスの追求の方が正しいことは自明なのではないか。現実世界に対するアリストテレスの捉え方の方が、私の腹には落ちる。

政治とは何か、とは難しい命題であるが、ここは、最大多数の幸福の追求、およびそのための利害の調整としたい。

こう考えれば、病院長の業務は政治的性格が色濃いと言える。

業務遂行の上で、自らの理想とかけ離れる方向に進んでしまっても、途中で投げ出すわけにはいかない。落としどころを探って、不満を持つ者ができるだけ少なくなるよう、病院運営の継続に支障が生じないようにしなくてはいけない。そのプロセスでは、根回し、妥協、調整、懐柔、説得、慰労などの悩ましくも面倒な行動がとられる。

時には、マキャベリが容認する、強引で欺瞞的な手法が必要かもしれない。もちろん、現代の法と倫理が許容する範囲の内で。

つまるところ、病院長とはホモ・ポリティクスであらねばならないということになろうか。当初、私が描いていた病院長像と乖離していたとしても。

本稿を執筆している２０２４年４月現在、ロシアによる侵攻から始まったウクライナ戦争は、ロシア優位の情勢である。

プーチンが始めたこの戦争に、ロシア側の正当性はまったく認められない。倫理的にも法的にも、プーチンの主張に正義を見出すことはできない。

開戦当初、多くの国々がロシアを批判する側に回った。一時はウクライナが優勢な時期もあった。しかし戦争が長期化するにつれ、徐々にロシアは体制を立て直し、戦況を変えていった。時間を味方につけながら、いろいろな手を打ってきたプーチンの手腕である。

このままロシアが勝利すれば、プーチンは優れたホモ・ポリティクスと評価されるのかもしれない。そこに正義のかけらもないとしても。怒りと無念を感じようとも。

ロシアとウクライナのどちらが勝っても、たくさんの人の血が流されたことに変わりはない。世界が巻き込まれ大混乱に陥ったことの取り返しはつかない。どのような形で戦争が終わろうと、わずかでも世界が納得するような戦後処理を行わなくてはならない。

なんと矛盾に満ちた世界であることか。しかし、これを飲みこんだ上で、やりくりするのが政治の営みである。

政治の本質がこうであるならば、私はホモ・ポリティクスである自信はない。病院長はホモ・ポリティクスであるべきならば、ホモ・ポリティクスとなる覚悟のない者は病院長を務めるべきではないということにもなる。

私は、はからずも任期半ばで病院長を辞めた。そのことによってホモ・ポリティクスになるべくあがく期間が短くなったのであれば、いくらかは意味のある選択であった。そして、残りの人生の処し方を決めるのに、貴重な経験を得たとも言える。

プラハの思案

プラハが好きで、今まで何度か訪れた。

チェコの古都プラハは美しい街だ。観光の白眉は、プラハ城、カレル橋、旧市街など中世そのままの街並みが、歩いて回れるせまい地域に凝集しているところだ。それとは趣の異なる観光スポットにヴァーツラフ広場がある。ヴァーツラフ広場は、ホテルやブティックやファーストフードが立ち並ぶ、若者が多い都会っぽい場所だ。

名所を巡って歩き疲れ、ヴァーツラフ広場の一角にあるカフェに立ち寄ったときのことだ。イスに腰かけ、ぼんやりと外を眺めているうちに、ある違和感に気づいた。

カフェの外に見える店舗や行きかう人々の様子が、日本とそう変わらないと思ったのである。

それは２０１７年のこと。

当時のチェコのＧＤＰは２２００億ドル。これに対して日本は5兆ドルと、20倍以上の開きがあった。さぞやチェコ人は質素で地味な生活をしていて、身なりもそれなりだろうと先入観をもっていた。にもかかわらず、目の前の人々の出で立ちは日本人と大差ないように感じられた。

これはどういうことかと、ドリンクをひと飲みしながら考えた。

ひとつには、ＧＤＰに大差があるといっても、一人当たりＧＤＰでみれば、チェコ２０，０００ドルに対して日本３９，０００ドルであり、その差は2倍足らずとぐっと縮まる。私の思い込みほどには両国の差は大きくないのかもしれない。とすれば、チェコの人々にはまったく失礼な話ではある。

さらには、日本人の生活レベルが、思うほど高いものではないのかもしれないと思った。

日本の名目ＧＤＰがピークを迎えたのは１９９７年。その後伸び悩み、中国に抜かれ、２０２４年にはドイツに抜かれた。そのうちインドにも抜かれるだろう。

一人当たりＧＤＰの凋落はもっと顕著で、世界5位まで上り詰めたのをピークに低下の一途をたどり、２０２４年には37位まで落ち込んでいる。

私がプラハを訪れたのは、日本経済がそのようなトレンドであった時期である。日本人の貧しくなりつつある生活レベルは国内では感じにくく、プラハで気づかされたということかもしれない。

とはいえ、チェコ人の平均収入は日本人には及ばない。地方には、首都プラハとはまた異なる水準の生活があることだろう。

しかし、少なくとも私には、目の前のチェコの人々は楽しそうに街を闊歩しているように映った。

さらに、思案はすすむ。

ＧＤＰ・国内総生産は国民が生産した価値の合計である。ここでいう価値とは、正確には売り上げから費用を差し引いた付加価値を指す。

ＧＤＰはその国の経済規模を表わし、ＧＤＰの増減によって経済成長率が算出される。よって、その国の現在や将来の経済状態を推し量るのに有用な指標となる。経済は国力の基礎であるから、ＧＤＰが高いほど豊かな国ということになる。

豊かな、とはいっても、それは国レベルの話であることを忘れてはならない。

豊かさは幸福の大切な要素ではあるが、豊かイコール幸福とは限らない。幸福感とは個人が感じるものである。国が豊かであるからといって、国民が幸福とは限らない。さらに言えば、幸福の意味は一人ひとり異なるのであり、豊かさという一つの価値観で、あらゆる人々の幸福度を測れるものではない。

たとえば、ＧＤＰ上位国の国民になりたいかどうか空想してみる。

まず、アメリカ。米国民になりたいとは思わない。圧倒的に豊かな国だが、富裕層上位10パーセントが国の富の66・６パーセントを保有している一方で、下位50パーセントの世帯が保有している富はわずか2・6パーセントという国である。この経済的格差が、国民の分断を生む原因となっていて、社会が不安定だ。なによりも時おり起こる銃乱射事件がこわい。

中国には自由がないから嫌だ。今以上に経済発展したとしても、共産党一党支配の息苦しい国に住みたいとは思わない。

インドは貧富の差が激しいことが問題だ。これから経済がおおいに伸びることが期待されるが、根本にカースト制があり、下層民が経済的恩恵にあずかることはないのではないか。階層が硬直化した社会は、いつか矛盾をあらわにするだろう。

まったく個人的見解ということで、それぞれの国の人たちへの無礼を許していただきたい。しかしながら、GDPが高いからといって、その国の国民になって住み続けたいと考えるとは限らない、このことはわかってもらえるだろう。

失われた30年からなかなか抜け出せず、経済がじり貧気味の日本だが、私が日本国民であり続けたいと考えるのは、経済的豊かさではない価値を日本に見出すからだ。

その価値はいくつもあるが、例えば安全という価値。日本中どこでも基本的に安心して夜歩くことができる環境。これがどれだけ稀有なことであるかは、海外に行けばよくわかる。安全な国。これだけでも私は住み続ける価値があると思うのである。

ヴァーツラフ広場のカフェで思案していたところ、ふと横に目をやると、オープンカフェスペースに、テーブルを囲む5人ほどのお婆さんグループに気づいた。かなりの高齢に見受けるが、みんなビールジョッキを片手に談笑している。そこには老いた不自由さは無く、楽しく余生を過ごす豊かさが感じられた。

カフェの前を行きかうプラハの人々が幸せそうに見えたのは、一旅行客の思い込みかもしれない。でも、談笑するお婆さんたちを見ると、GDPとは別の幸せの基準をプラハの人々は持っているのだろうと思った。

2024年に亡くなった経済評論家・山崎元氏について触れたい。

食道がんで闘病中の山崎氏は余命わずかであることを悟り、自身の経験から得た人生訓を手紙にして、高校生である息子に送った。それは『経済評論家の父から息子への手紙』（Gakken）という一冊にまとめられた。

社会に出ていく息子のために、経済の視点から、うまく生きるコツを伝授するという内容になっている。経済評論家らしい、いくつものユニークなメッセージが含まれているが、その中のひとつを紹介する。

「思うに、幸福は、人生の全体を評価・採点して通算成績に対して感じるようなものではなくて、日常の折々に感じるものだ。（中略）日常の一日一日、一時一時を大切にしよう。幸福感は『その時に感じるもの』だ。」

遺言といってよいにもかかわらず、暗さや悲しさを感じさせないのは、山崎氏の幸福観が反映されているからだろう。

山崎氏の言う「全体を評価・採点して通算成績に対して感じるようなもの」とは、まさにGDPではないだろうか。いくらよい通算成績でも、人はそれに幸福を感じることは少ない。幸福感とは、人それぞれ異なる基準で、刹那的に起こる感情であると言いたいのだろう。だから、人は死ぬ間際にも幸福を感じることができる。

病院にとっての幸福を考えてみる。

GDPは売り上げから費用を差し引いて算出される。よって、病院においてGDPに相当するものは、医業利益（＝医業収益マイナス医業費用）ということになる。

国にとってGDPを伸ばすことが重要な目標であるならば、病院は医業利益を増やすことを目指さなくてはならない。そして、そのかじ取りと責任は病院長が担う。

実際、病院長の評価は医業利益で決まる。それが評価の全てではないが、最重要指標であることはまちがいない。

豊かさの指標はそれでよいとして、病院が幸福にすべき対象はなんだろうか。

それは、第1に患者と家族たち、2つ目は連携・協力している医療機関や介護施設、3つ目は自院のスタッフである。

病院長は、組織と、幸福にすべき対象のいずれにも責任をもつ。

ここで立ち止まって考えるべきは、病院の医業利益の追求は、幸福にすべき対象たちの幸福感を必ずしも増すものではないということ。国が目指す高いGDPが国民の幸福と直結しないのと同様に。

組織の幸福と個々の幸福。2つを両立するにはどうしたらよいだろうか。あるいは、そもそも両立は可能なのだろうか。

これを考察するには、資本主義と病院経営の問題に触れざるを得ない。次章でこの点を深堀りする。

葛藤

病院経営にとって医業収益の確保は最重要項目であり、安定的な黒字と右肩上がりの収益増が求められる。

病院の経営指標には、施設基準、診療報酬、診療単価、固定費、人件費率、材料費率など、いろいろなものがある。これらのうち、医業収益の観点からもっとも重要なものはなにか。最重視すべきものをどれか1つと問われれば、病床稼働率と答える。入院患者数の確保と増加が最も大切ということだ。

ある病院の事務部長が、「病院経営はホテル経営と同じ」と言い切ったのを耳にしたことがある。ホテル経営のかなめは空室を最小限にすること。これと同様に、空きベッドをつくらないことが病院経営の要諦であるということだ。経営戦略上、これは正しい。

いくら施設基準をたくさん取得し、高い診療単価を得ても、患者数が少なければ高収益は望めない。人件費率や材料費率は収入が増えれば低下する。病床稼働率さえ高水準に保っていれば、その他の経営指標は自ずと追随してくるのである。

病床稼働率が経営のキモであることは、多くの病院経営者が納得するはずである。しかし、世間一般の人々はどう感じるだろうか。

一般の人々にとって、病気や怪我にはできるだけかかることなく健康な社会生活をおくりたいと考えるのはあたり前のことだ。運わるく病気や怪我にみまわれたら、1日でも早く治して日常生活に戻りたいと望む。病院はそのために存在する。

一方、病院側は入院患者獲得を日々目指している。誤解を覚悟で言えば、市民が入院することを望んでいるに等しい。

一般社会の常識との乖離に市民たちはびっくりするのではないか。病気や怪我を正確に早期診断し、出来る限り早い治癒と社会復帰をめざして治療を施す。このことは、医学部入学以来一貫して、私が教育・トレーニングを受けてきたことだ。

しかし、1人でも多くの患者数を確保することをいつしか指導されるようになった。副院長に就任して病院経営に深く関わるようになってからは、それを指導する側にまわり、今に至った。ずっと違和感をいだきながら。

世の病院経営者はこの矛盾にどう折り合いをつけているのだろう。私は、ついに折り合いをつけられないまま病院長を辞めたのであった。

反論があるかもしれない。

患者を獲得するには、市民から求められる病院になる努力をしなくてはならない。その結果として優良な病院に成長するのであれば、それは市民にとっても有益なことではないか、と。

しかし、患者数が限られたパイである以上、ある病院が患者を獲得すれば、一方で患者数が減少して経営難に陥る病院が発生する。患者の奪い合いに敗れた病院の一部は閉鎖や吸収合併に追い込まれる。

結果として、優良な病院が残れば結構なことではないかというかもしれないが、これは資本主義における市場原理の肯定にほかならない。

私はかつて、経済の原理に関して1つの疑問をいだいていた。

人間は労働し、生産物を生み出し、それを売買して利益を得る。ある時点での全世界の製品生産量は一定のはずである。つまり、世界全体の富は有限ということになる。であるならば、世界のトータルで見た場合、売買によって利益を得る者がいれば、一方で利益を失う者が必ず存在するはずだ。結局は有限の富の範囲内で、売買・交換をしているにすぎないのではないか。経済とはそういうものではないかと。

しかし、これは若い時分の勉強不足による誤解であることを、やがて理解した。

こういうことだ。売買や交換によって、余分の価値が新たに生まれ、利潤が得られるのである。利潤の一部は資本に回され、生産活動をより拡大し、さらに大きな価値を生む。このサイクルが資本主義の原理であり、際限なく価値が増幅していく仕組みができあがる。富は有限ではないのである。

これは、マルクスの剰余価値論にほかならない。剰余価値を産む源泉は労働力であると、マルクスは主張したのであった。

かように資本主義経済は際限なく膨張可能のものであり、資本主義を採用することによって人類は豊かになることができたのである。豊かさの追求という目的のためには、資本主義がもっとも有効なシステムであった、今のところは。

現在、資本主義の有効性について疑義を呈する論調が盛んである。これまでのところ資本主義はそれなりに機能し、人類を豊かにしてきた。それは確かであるにしても、今後も持続可能なのかという問題提起である。

論拠は、地球の資源が有限であることと、経済活動による環境破壊の進展である。資本主義を回すにはエネルギーが必要である。世界のエネルギー消費量は産業革命以降急増し、ＩＴ革命以後さらに増える一方である。エネルギーの大半を地球の化石燃料に頼っている限り、有限である化石燃料が枯渇するときが、資本主義の限界ではないか。

エネルギーは化石燃料以外から得ることは可能であり、再生可能エネルギーなど、その開発と普及が進められている。しかし、環境破壊が待ったなしのレベルに近づいている。今のペースで環境破壊が進めば、化石燃料由来以外のエネルギーの獲得が十分でないうちに、取り返しのつかないことになるのではないか。これを防ぐには、経済発展のペースを落とすべきではないか。

エネルギー問題も環境問題も、人類の営みによって生じたものであり、地球がかつて経験したことのない現象である。地球史レベルの地質や生態系の変動を人類がもたらしたという意味で、「人新世」という地質年代名を現代に与えて、警鐘を鳴らす動きがある。

その主張をまとめてベストセラーとなったのが、斎藤幸平著『人新世の「資本論」』（集英社新書）であった。

斎藤氏は、環境破壊と地球温暖化による人類の破滅を止めるには、資本主義による成長を正義とする思想から自由になるべきと主張する。持続可能な社会を再構築するために、「脱成長」というパラダイム変換が必要である。今一度マルクスの資本論に立ち返り、マルクスが構想した「脱成長コミュニズム」を再解釈すべきときであると強調する。

これを真っ向から批判したのが、柿埜真吾著『自由と成長の経済学』（PHP新書）であった。サブタイトルに、〝「人新世」と「脱成長コミュニズム」の罠〟とはっきり掲げている。

柿埜氏の論点は次のようなものである。

世界の人口が増え続けたのは、人類が豊かになった証左であり、将来も豊かになる余地が残されている。豊かさが加速したのは産業革命以降であり、資本主義の発展によってもたらされたことは明らかである。「脱成長コミュニズム」の行きつく先は、ソ連や旧東欧諸国の末路をみれば明らかであり、いつか来た道をもう一度歩けと言うのか。そもそも斎藤氏は経済成長をゼロサムゲームと捉えていることに誤りがある。現実の資本主義は自発的交換によって成り立ち、参加者の誰もが得するプラスサムゲームだ。経済はこれからも成長可能なのである。人類が将来も豊かであり続けるためには、資本主義システムを維持することがベストの選択である。

資本主義肯定VS脱成長コミュニズム。

どちらの主張が正しいかは、私は判断できない。ただ、病院経営を論ずるのに、この論争は参考になるし、私なりの見解を述べることはできる。

まず、ゼロサムゲームなのかプラスサムゲームなのかという対立では、病院経営はゼロサムゲームだと思う。

人口減少が進む日本。ましてや地方においては、患者数はいっそう減っていく。高齢者人口が増える間は患者数減少は目立たないが、それも時間の問題だ。ひとつの病院が患者獲得に動けば、別の病院の患者シェアを奪わなくてはならない。すべての病院が患者数を増やすことは不可能なのである。

加えて、病院の収入は基本的に診療報酬という公定価格に規定されるため、個々の病院の努力によっていくらでも単価が上げられるものではないということ。ましてや、財政支出抑制のために診療報酬は下げられる方向にあり、この流れは将来もかわりそうにない。

医療は、あくまでもその国の社会保障制度の枠組みの中で行われるものだ。よいサービスを提供すれば高い価格を設定できるという市場原理は、医療の世界との親和性が低い。

患者数獲得のために、海外に市場を求めるという道はある。医療ツーリズムや病院の海外展開がそれにあたる。しかし現実的には、一地方病院にとってハードルが高く、たとえ実現しても大きな収入源にするのは難しいだろう。

以上から、病院経営とはゼロサムゲームであると言える。

ゼロサムゲームであれば、地域内や日本国内で患者数増加を目指せば、必ず他の病院のパイを奪うことになる。それもよしとして、周辺の病院の経営悪化に目をつぶり、自院の収益を上げることに邁進することが正義なのであろうか。


病院とは公的存在であり、営利を優先すべきではないというものの、結局は病院経営も資本主義体制の中でやりくりせざるを得ない。

これは一般企業となんら違うことはない。

病院が、一般企業と一線を画し、利益最優先に突き進まぬよう踏みとどまるのは、医療従事者の倫理観と矜持が砦として存在するからだ。しかし、倫理観と矜持が希薄であっても、利益追求に長けた病院長が高い評価を受ける。これが現実だ。

資本主義というゲームの勝者でなければ優秀な病院長とはされないということであれば、私は敗者ということになる。医療福祉の世界で、競争原理を許容できるかどうか逡巡するような中途半端な病院長であったことが経営悪化の原因と批判されれば、反論の余地はない。

しかし、私自身の哲学として、ゲームそのものの正当性が腹落ちしているわけではない。

病院長退職が不本意であったとしても、この終わりの無いゲームから抜け出すことができたことは、必ずしも悪い結末ではなかったと、今では思う。

PART 4. 出立

結局のところ

そろそろ、私の省察を締めくくらねばならない。

最初に、私のパーソナリティ分析を行い、病院長としての適性を評価した。続いて、病院のガバナンスと経営の面から、私が考えてきたことと実践してきたことを振りかえった。ある職業やポストに最適の適性というものはないのだろう。それに近いものがあるとしても、その立場にいる人のほとんどは、その適性を満たしてはいないだろう。

私自身もそうであった。不向きとまで言えないが、病院長遂行に不利と考えられる資質がいくつか認められた。

当初からある程度自覚していたことではあった。しかし、早い時期にパーソナリティ分析による客観的な評価を示されていれば、不足の部分を補う努力にもう少し注力できていたかもしれない。

パーソナリティの結果であるのだろうが、私は総じて理念に傾きやすい病院長であったと思う。

頭の中で練った、かくあるべきという考えがまずあり、判断や行動がそれに引っ張られることが多かったのではないか。

病院長としては、理念よりも行動と実際の結果を重んじる態度、つまりプラグマティズムの要素をもっと持つべきだったかもしれない。


コリン・パウエルは、私にとって数少ない尊敬できる政治家のひとりである。米国務長官を務めたパウエルは、国民から畏敬と信頼を集めた。共和党と民主党の両方から大統領候補となることを打診されたこともある。現在のアメリカでは考えられないことだ。

パウエルの言動と振る舞いは尊敬に値するが、いくらそれがすばらしくても、広く国民から賞賛を得る十分条件ではない。パウエルが讃えられるのは軍の指導者としての功績があるからだ。たとえば、湾岸戦争の「砂漠の嵐作戦」の指揮を執り、戦闘を短期間で終結させた実績がそれにあたる。気高い人格者と有能な実務者の両方を兼ね備えたからこそ、パウエルは尊敬されるのである。

リーダーへの教訓として、パウエルが掲げた13カ条のルールについてはすでに触れた。全文は以下のとおりである。
① なにごとも思うほどには悪くない。翌朝には状況が改善しているはずだ。

②まず怒れ。そのうえで怒りを乗り越えろ。
③自分の人格と意見を混同してはならない。さもないと、意見が却下されたとき自分も地に落ちてしまう。
④やればできる。
⑤選択には細心の注意を払え。思わぬ結果になることもあるので注意すべし。
⑥優れた決断を問題で曇らせてはいけない。
⑦他人の道を選ぶことはできない。他人に自分の道を選ばせてもいけない。
⑧小さなことをチェックすべし。
⑨功績は分けあう。
⑩冷静であれ。親切であれ。
⑪ビジョンを持て。一歩先を要求しろ。
⑫恐怖にかられるな。悲観論に耳を傾けるな。
⑬楽観的でありつづければ力が倍増する。
（コリン・パウエル著『リーダーを目指す人の心得』、飛鳥新社）

病院長就任後早々にこれを読み、行動指針として参考にしてきた。おおむねこれに沿った言動をとったと思うが、5番目と8番目のルールはうまく実行できていなかったかもしれないと思う。

最後の選択のときの慎重さ。目の前の小さなことへの配慮と手当。これが足りなかったことが、最後には病院運営のほころびとなり、不本意な形の退任につながったのではないか。

トレーニングでスキルを磨くことはできても、生来備わった根本的な能力を伸ばすことは難しい。しかし、最終的な判断と実行の前に、吟味して修正を加えることはできる。そのためには自らの性格や思考のクセを熟知しておく必要がある。

もし自身に足らない部分を満たすことが難しいのであれば、それを補完するシステム、例えば有能な側近をおくことなどを考えなくてはならない。

この努力が足らなかったのだろう。


最後の部分で、政治と資本主義について言及した。

病院長とは政治をしなくてはならない立場であり、資本主義の下で利益を上げなくてはならない。そのためには、病院長はプラグマティストであらねばならない。

私は政治には向いていないと思う。政治をする覚悟はなかったし、これからもないだろう。このあたりが、私の病院長としての限界であったかもしれない。

これから

私は今まで何のために働いてきたのだろう。

収入を得ることを脇におけば、これは医師が働く目的は何かと問うに等しい。

誰もが納得する答えは、患者のためというものだろう。それは確かにそうである。

一臨床医として働いている間は、この答えと自身の仕事観とにさほど乖離はなかった。

しかし、部長、副院長さらには病院長と昇格して、業務の中で管理職のウエイトが増すにつれ、次第に感覚がずれてきたように思う。

管理職の仕事の目的も、究極は患者を満足させ幸福にすることにある。しかし、日々の実際の仕事の中身は、組織やスタッフのためにやっているという実感が強い。トラブルなく病院を運営し、職員が働きやすい職場環境を維持することに忙殺されるうちに、患者のために働いているという肌感覚が希薄になる。

仕事の目的のひとつには、自分自身のため、つまり自己実現達成と人間形成もあろうが、これも次第に二の次になっていった気がする。

管理職を務めるようになって以降、常に組織のことを一番に考えて額に汗してきた。その呪縛からもう抜け出しても許されるのではないか。組織から自由な立ち位置にリセットして、次のステップに踏み出してもよいのではないか。

イチローの発言に次のものがある。

「自分がコントロールできないことは気にしない。コントロールできることだけに集中する。」

素晴らしい言葉だと思う。セルフマネージメントのための、アスリートとして最良のパフォーマンスを上げるための教えとして、金言に値する。

しかしながら、と思う。

プロ野球選手として一線を退いたイチローは、今も同じように言うだろうか。

自分がコントロールできないことに対しても、いくらかでもよい方向に向かうように、どうにかやりくりすることが管理者の仕事と思うのである。組織の中で自分がコントロールできることは限られている。だからといって、気にしないわけにはいかないのが管理者ではないだろうか。

そして管理者を退いた今の私は、自分のためのこと、コントロールできる範囲のことにエネルギーを注いでもよいのではと思うのだ。

ＦＩＲＥという働き方がある。

〝Financial Independence, Retire Early〟の略で、「経済的自立と早期リタイア」という意味だ。若いうちに退職して、基本的に働かないまま、自由な時間を得て暮らすという選択である。収入は、働いている間に貯めた資産の投資による運用益から得るのが典型的なパターンだ。

退職したからといって、60歳を超えて働いた私がＦＩＲＥであるはずはないのだが、これに注目するのは、多くの医師が高齢になっても働き続ける姿を見てきたからである。勤務医の多くは、退職後に何らかの再就職をする。開業医の場合とりわけ、80歳を超えても医師を続ける人は珍しくない。

慢性的な医師不足のため再雇用に難渋することは少なく、そこそこの収入が得られるという事情もあって、体力の続く限り多くの医師は働き続ける。このパターンから、いくらかでも自由な選択はできないものか。そのための手段として、ＦＩＲＥは参考になるのではないか。

ＦＩＲＥが成り立つキモは、生活費を収入の範囲内に収めることだ。幸い、ミニマリストの傾向を持つ私は、これから先、それほど贅沢な生活をおくろうとは思わない。

まったく働かないという選択はすべきではないだろうが、働く目的を裕福な生活を維持することから、生活できる費用を捻出することというＦＩＲＥ的な発想に切り替えることはできる。そうすれば選択の幅がずいぶんと広がることだろう。

なかば強制的に退職せざるを得なかった私は、実は自由な生き方を選びとるチャンスを授かったのではないかとさえ思うのである。

これまで私は自分のことを、趣味を持たない人間だと思っていた。無趣味のまま、老後をどう過ごしたらよいのかと危惧もしていた。しかし、時間に余裕のできた今、余暇を楽しむ手段を意外と持っていることに気づいている。

ひとつは旅行である。これまでの旅行は、出張など仕事がらみのものが多く、仕事にあわせて旅行のスケジュールを組んできた。それが今、まったくのプライベート旅行ができるようになった。これは本当に楽しい。時間の制約を気にすることなく、たくさん旅をしていきたい。

もう一つは読書である。本を読むことはもともと好きであったが、そのためのまとまった時間をとれるようになった。どんどん本を読んでいきたい。

その派生として、執筆をする時間が増えた。本を読めば読むほど、文筆の発想が得られる。文章を執筆することは私の趣味になり得るのではないかと薄々感じていたが、的を射ていたようだ。本書の執筆もその一環であり、ストレスのない楽しい時間のうちに、パソコンのキーボードを打っている。趣味として、文筆を続けていけると思う。

旅行と読書と文筆。

内向的で人見知りで、しかし楽観的な田舎者が、生来の性格に抗い、もがき続けた仕事から解放された後に、自分のために過ごす術に選んだ趣味として、悪くはないだろう。

付記 辞職の経緯

病院長辞職に至った経緯を、時系列に沿って客観的事実のみ記した。私自身のことは「山下病院長」と表わしている。

- 従来、下関医療センター循環器内科には、山口大学医学部第二内科から4名の医師が派遣されていた。2021年12月、そのうちの1名が退職したが、大学からその補充はなく、常勤医は3名に減った。
- 3名となった循環器内科常勤医の負担が増えたため、救急患者の受け入れを制限せざるを得なくなった。循環器内科入院患者数が減り、このことが常態化した。
- 2020年のコロナ禍以降、下関医療センターのコロナ入院患者専用病床を西6病棟に固定し、ゾーニングによって地域包括ケア病床と並立して入院患者を受け入れていた。しかし、この運用では、コロナ入院患者の増減に伴って、地域包括ケア病床を拡大・縮小せねばならず、安定的な運用が困難であった。その対策として、新型コロナが5類に移行した2023年5月以降、病棟を再編成することを計画した。

- ２０２３年度、下関医療センターの経営収支が大きく悪化。これに対して、ＪＣＨＯ経営強化本部から早急に経営改善を行うよう指導が入った。経営改善のためには病棟再編がぜひ必要であると判断した。
- 病棟再編において、地域包括ケア病床をコロナ専用病床と切り離す案を採択した。新たにコロナ専用病床のペアとなる診療科として、循環器内科を第一候補とした。循環器内科入院患者が少ないことがその理由のひとつであった。
- 上記再編案を循環器内科部長に通達したところ激しく反発。説得したが了解を得られなかった。これに対し、従来の循環器内科担当病棟が西5病棟であったところを西4病棟に移すという代替案が循環器内科部長から提案された。循環器内科をコロナ専用病床と並立する計画を強行すれば、循環器内科医師のモチベーションが大きく低下することが懸念されたため、代替案を受け入れることに決定した。そのためコロナ専用病床と並立する診療科を消化器内科と総合診療科に変更した。これにより、西4病棟は外科・循環器内科、西5病棟は地域包括ケア病棟、西6病棟は消化器内科・総合診療科・コロナ専用病床とした。
- ２０２３年11月、病棟再編完了。
- ２０２３年12月、山口大学第二内科教授に佐野元昭氏が就任。12月15日、山下病院長が佐野教授と初めて面会した際に、循環器内科医師3名のうち2名が退職の意向を示していることを佐野教授から説明された。山下病院長はその後任派遣を教授に依頼した。

- 2024年2月16日、次年度人事について佐野教授から山下病院長あてに連絡が届く。その内容は、①循環器内科医師3名とも2024年5月末で異動させ、その後任の派遣はしない、②4月と5月、3名の医師の当直は免除とし、新規患者は受け付けず、病院内コンサルト業務のみ行う、というものであった。
- 3月1日、山下病院長が佐野教授と面会。医師派遣打ち切りの方針を見直してもらいたいと懇願するが叶わず。
- 循環器内科常勤医が救急患者を診療しなくなる4月以降、下関市の4病院輪番救急医療体制が維持できなくなることが予測された。このことを協議するため、3月14日に下関市および4病院関係者による緊急会議が開催された。下関医療センターより救急輪番体制から離脱したい旨が提案されたが、他3病院の了解を得られず。会議では、このような事態に至ったことへの山下病院長の責任を追及する発言があった。
- 上記臨時会議の結果を踏まえて、3月15日に4月からの救急体制を検討するために臨時管理者会議が下関医療センターで開かれた。会議冒頭、ある医師が「事態打開のために山下病院長に辞めてもらいたい。」と発言。突然のことであったため、会議は中止された。その日のうちに、山下病院長が九州地区次期理事に連絡し意見を伺うと、次期理事から病院長辞職を進言された。これにより山下病院長は辞職を受け入れることを決断。

- 3月18日、JCHO本部、九州地区および下関医療センター関係者によるWeb会議が開催され、3月末での病院長退職が正式に承認された。同日夕、下関医療センター病院運営会議で山下病院長が辞職の意向を全職員に伝えた。
- 3月31日、山下病院長退職。

第二部

やじろべえ

はじめに

下関医療センターは、「馬関医新」（一般向け）と「レインボウ通信」（医療関係者向け）という、2つの病院広報誌を発行している。このうちレインボウ通信の中に〝院長からのメッセージ〟というコーナーを設け、病院長就任以来、短いコラムを月1回のペースで掲載してきた。また、個人ブログ（Ａｍｅｂａブログ）にも載せて一般に公開してきた。〝やじろべえ〟は、そのコラム集である。

広報誌が周辺の病院から毎日のように送られてくる。病院広報誌を発行する目的の第一は、診療内容やスタッフなどの病院情報を伝えることにある。しかし、そのために画一的な、個性の乏しい内容になってしまうものがほとんどであり、たいてい読んでいて退屈する。いきおい、斜め読みになりがちで、大切な情報であっても浅く読まれるだけで終わることが多いのが実情ではないだろうか。

わが病院の広報誌は、できるだけそのようなものにさせたくないと、病院長就任時に考えた。そのために、院長自らの言葉でメッセージを伝えることが大切と思い至った。

連載するからには、読者が興味をもって読みたいと思える内容にしたい。楽しんでもらった余勢で他の記事にも目を通してもらう。これが狙いであった。

執筆の原則として、以下を自分に課した。

- 医療関係者、特にクリニックや病院の院長たちを読者に設定する。
- 医療関係者のインテリジェンスとリテラシーの水準に合わせる。
- 医療にかたよらない、幅広い分野からテーマを選ぶ。
- 長すぎず、堅苦しくない文章を心がける。

これに即して6年間執筆を続けた。

加えて、山口県医師会と下関市医師会の会報に投稿し、掲載されたエッセイを何点か挿入した。肩の力を抜いて読める内容を意図したものである。どうぞお楽しみいただきたい。

ローマ人の物語

塩野七生の『ローマ人の物語』。文庫本にして43冊。この長大な通史をようやく読了した。読み始めたのは何年前だったろうか。読みたいモノは他にもいっぱいあるわけで、これは相当時間がかかるなと決めてかかったことを覚えている。ありがたいことに史実やエピソードとして区切りのよいところで巻分けされており（文庫版で2～4冊ごと）、ひと巻読み終えたら中断し、しばらくして再開することを繰り返したために何年もかかった。

古代ローマ史なるものは古今東西多くの歴史家が残しており、21世紀に生きる日本人女性があえて著述するからには、それなりの独自の視点が必要とされよう。著者のそれは、広大な地域を治める場合の普遍的な命題を問うている。そのことが、新たな切り口というよりは通史を語るにふさわしい重みを作品に与えている。それでいて文章が巧みで退屈させない。塩野七生はただものではないのである。

ローマの絶頂は皇帝の君臨する帝政でもたらされた。いわゆるパクス・ロマーナである。しかしローマ皇帝は専制独裁ではない。帝国市民の支持を失えば、いつでも(多くの場合死によって)交代可能だ。このメカニズムさえ機能していれば、現代人が良しと信じている民主主義である必要はないのではないかと考えてしまう。

ひるがえって今の日本。安倍政権は集団的自衛権、沖縄米軍基地移転、特定機密保護法、原発再稼働など物議をかもす政策を次々と打ち出している。これに対して多くの有識者やマスコミが反対キャンペーンを張っているが、はたして平和や安全という理念を通すだけで国の繁栄がもたらされるものなのか。『ローマ人の物語』を読んでしまった僕にはもはやどちらが正しいのかわからない。ローマ帝国の優れた統治者たちの、よりプラグマティックに決断した歴史に学ぶ余地がある。現代の日本人が古代ローマ史を記すこと。その今日的な意味を感じるのである。

（２０１４年夏、下関市医師会報 №２９９）

下関に生まれ下関に眠る松田優作

今年も松田優作の命日がやってくる。

「ブラック・レイン」の演技を評価され、国際的俳優への飛躍を嘱望されながらも叶わず、太く短い生涯を駆け抜けていった。1989年11月6日没、享年40歳。膀胱癌であった。

何を隠そう、優作のファンである。東映アクション時代からのファンだが、本当に入れ込んだのは作風をがらりと変えて以降だ。アクション・スターとしての名声をあっさりと捨て、シリアスかつ個性の強い演技派への転身。身体と精神を削る役作り。それは死ぬまで止まることはなかった。その激しい生きざまが作る磁場に入ってしまったのだった。

もっとも彼を自分のアイドルにはしたくない。その唐突な死は、しばしば美しく語られがちだが、闘病の様子は医者の目からすれば首をかしげざるを得ない点が多く、覚悟を決めて諦観のうちに死んでいったわけでもないようだ。そのあたりの事情は前妻松田美智子による『越境者・松田優作』（新潮文庫）に詳しい。有名な女優の方ではなく、無名時代から優作を支えてきた女性である。優作に興味のある方には一読をお奨めする。とりわけ、晩年の優作に深く関わった新興宗教教祖と主治医に対面して追及する場面が痛快だ。

周知のとおり、優作は下関出身。お墓も下関にあり、中央霊園の少し奥まったところにひっそりと建っている。何年か前に訪れた時は、質素な献花とお供え物が捧げられていた。今もお参りする人が絶えないようである。

優作が生まれ育ち、そして眠る街、下関。その地で暮らしていくことは、僕にとってはなんだか優作ファンの中の特権のような気がするのである。

（２０１４年秋、下関市医師会報 №３００）

現代に残る第一次大戦後の枠組み

２０１４年は第一次世界大戦開戦１００年目にあたる年であった。では２０１５年の１００年前には何があったかというと、この大戦が終わっているはずもなく、これを上まわる出来事はそうは無かった。終戦を迎えたのは１９１８年。それまで世界はこの戦争への対応で大混乱の時代を過ごしたのである。

現代にまで続く世界の枠組みはこの大戦によって作られたと言っていい。オーストリア・ハンガリー帝国など旧王国の解体、オスマントルコの滅亡によるイスラム世界の再編、シオニズムの興隆、アメリカの台頭、先進国グループへの日本の参入などなど、その後の世界史、地政学的環境、国際情勢に及ぼした影響はとても大きい。第二次大戦後に誕生した社会主義国のほとんどが消滅してしまった現在、１００年を経て第一次大戦当時の世界に一巡して戻ってしまったような感さえ受ける。例えば昨年の重大事、イスラム国（カリフ国家）の出現がこの大戦と深い関係があることを考えればよいだろう。

小生は1960年生まれ。これまでの前半生はわが国の高度成長期にすっぽりと重なっており、おかげさまでまことに豊かな生活を享受してきた。一方で、苦労を知らないだの天下泰平だのと先輩諸氏から苦言を聞かされ続け、このことは忸怩たる想いとともに小さなトゲとなって心のどこかに刺さっている。

今、歴史が動き始めている。ますます混迷が深まる予感がする。いや、すでに世界史的変革のうねりのただ中に我々はいるのかもしれない。平和ボケ世代の小生が、これからの半生にわくわくとした高揚を感ずるのは不謹慎だろうか。

（2014年冬、下関市医師会報 №301）

一枚の写真

それは、なんとも不思議な一枚の写真であった。

全部で40人くらいだろうか、とある小学校の集合写真。かすりの着物を着た日本の児童の中に、欧米人の風貌の子供や、清国人であろう弁髪を結わえた子供が一緒に写っているのである。1人や2人ではない、結構な数の多国籍の子供たちが、しかも日本人と入り混じって整列している。真面目な表情でカメラを見ている姿が微笑ましくも、クラスメートとして違和感が無い。

この写真は、1月に開催された九州首市医師会協議会の中の、グラバー園名誉園長ブライアン・バークガフニ氏の特別講演で紹介されたものである。明治時代の長崎で撮影されたものだそうだ。江戸時代の間、唯一の外国との公式貿易地であった長崎では、外国人を受容する風土が醸成され、明治になって鎖国が解かれてから後も、日本人と外国人がごく自然に共生する文化が受け継がれた。写真はそれを裏付ける貴重な資料であるとのこと。

さらにバークガフニ氏は言う。今、世界はグローバル化が急速に進む一方、人々は異文化に対してますます不寛容になっている。ヘイト・スピーチやイスラム教徒への偏見など、事例の枚挙には事欠かない。そんな生き苦しい世界を変えるヒントが、長崎の歴史と文化にあるのではないだろうかと。

「九州首市」なのに、なぜ下関が参加を？ 新米理事として釈然としない想いで、はるばる長崎まで足を運んだ小旅行ではあったが、ちょっといいお土産をもらった気分で帰路につくことができたのであった。

（２０１５年春、下関市医師会報 №３０２）

戦後70年談話を前に

毎年夏になると、新聞、テレビ、雑誌がこぞって先の戦争の特集を組むようになるのは、わが国のお決まりの光景だ。それはジリジリ、ムシムシとした体感とセットとなって、日本の真夏のイメージとして定着し、もはや風物詩の感さえある。

しかし、である。今年は戦後70年という節目の年である。日本が深く関わった過去を振り返り、立ち止まって再考するための機会として特別な年と言える。

なんと無謀な戦争をしてしまったのだろうという悔恨だけでなく、戦争に至るプロセスにおいて、どんどん世界から孤立していったわが国の選択を再検討することは、今日的に重要である。かつて歩んだ道を再び繰り返してはいないか。ガラパゴス化という表現は、なにもケータイだけに用いられるものではあるまい。

今や国民のほとんどが戦争未体験者である日本。先人の起こした戦争について思いを馳せるのは難しいかもしれない。戦争責任を引き継ぐことに抵抗を感じるかもしれない。だが、第二次大戦後の世界は戦勝国が国際体制を築き、日本は敗戦国として再スタートしたという否定しようのない事実を忘れてはならない。連綿と続いている歴史の中に我々は生きているのである。

今夏、安倍首相が戦後70年談話を示す予定だ。そこでは何が語られるだろうか。注目しているのは中国や韓国だけではない。その向こうには世界の多くの国々がいる。

（２０１５年夏、下関市医師会報 №３０３）

シンギュラリティ＊（singularity 特異性、技術的特異点を指す）

最近、経験したことをひとつ。

Ｇｏｏｇｌｅのマイページを設定する必要があり、性別、年齢と型どおり入力を進めていったところで、こんな質問が。「あなたはロボットですか？」

何だ、これは⁉ ついにロボットが勝手にインターネットにアクセスする事態が生じたのか。これを危惧したＧｏｏｇｌｅが、ロボットのアクセスを禁ずる手立てを講じたとでもいうのか。知らない間に、コンピュータの世界はとんでもないことになっているのではなかろうか。

その後、この方面に詳しい知人に訊いたところ、おそらくそれはＷｅｂサイト検索ソフトの一つであるロボット型サーチエンジンの利用を問うたものであるとの、なんとも拍子抜けする回答であった。

というわけで、この件は筆者の勘違い、早とちりであったわけだが、この分野の急速な進歩に伴う世の中のシステムの変化に、いつのまにか取り残されてしまっているということは、今後十分にありうるだろう。

かつてヒトがサルから分かれたのは脳の爆発的進化がきっかけであったという説があるが、なんでも人工知能（ＡＩ）がその時期にさしかかっているかもしれないという指摘がある。そんなことになれば、人間を上回る能力を獲得したロボットを人間が制御することは難しいことは容易に想像される。

これはもう、ＳＦ「ブレードランナー」の世界だ。アンドロイドが電気羊の夢を見ようとしているのだろうか。ＡＩがモノリスに触れようとしているのだろうか。なんだか空恐ろしい。

（２０１５年秋、下関市医師会報№３０４）

世界報道写真展

晩秋の時季、「世界報道写真展」鑑賞のために、立命館アジア太平洋大学を訪れることが恒例行事となって久しい。東京から始まって順次西に下っていき、10月下旬に別府の地で開催されるのだが、ついでに立ち寄る温泉付きのドライブ旅行は手ごろなレジャーである。

プロカメラマン達によるこの写真展は、今回も２０１４年に世界中で起こった有名無名の出来事を伝えていた。まったく新聞やテレビで我々が知るニュースは、真実のほんの一部、表面的なものに過ぎないことを思い知らされる。世界は不幸に満ちている。その現実を教えてくれるのだ。

例えば、２０１４年7月のウクライナ東部マレーシア航空機撃墜事件。上空から降ってきた乗客の一人が民家の屋根を突き破って台所に転がっている光景と、頭をかかえているその家の住民をとらえた一組の写真。実際の航空機墜落現場とはかくもすさまじいものかと言葉を失う。

あるいは、アメリカはフロリダにある、約１００人の元性犯罪者が隔離されて暮らす村の様子。

宗教家が立ち上げたというこの村だが、住人の多くは監視用の足かせを着けられ、希望の無い人生をおくっている。我々は彼らの存在すら知らない。

少し前、そう10年くらい前だったら、平和で豊かな日本に暮らしていてよかったと素直に思ったことだろう。が、今はどうだろう。貧困、病苦、災害、戦争、憎しみ。いろいろな不幸が、この日本でもそれほど無縁なものではなくなってきていると感じるのは僕だけだろうか。

（２０１５年冬、下関市医師会報 №３０５）

減り続けているらしい日本人の摂取カロリー

現在の日本人の摂取カロリーは戦後間もないころより低水準となっている。

一瞬、えっ本当？と思うが、これは２０１５年の日経に出された記事である。日本人の１日あたりの平均摂取カロリー量は、１９５０年の１９７２キロカロリーに対し、２０１４年には１８６３キロカロリーであったというのだ。飽食ニッポンでは、肥満や生活習慣病患者が増えているはずであったが、意外な現実が進んでいたことになる。データは正確に知っておかなくてはいけないものだ。

ピークは１９７０年の２２１０キロカロリーで、以降は減少し続けているという。主な理由は健康志向の高まり、コメ離れによる炭水化物摂取量低下ということらしいが、その曲線は、なんだか戦後の高度成長期からバブル崩壊、失われた20年、長期のデフレへと至る日本社会の活力カーブと重なるように見えてしまう。モリモリ食べて精力的に働いていたかつての日本人が、元気を失って胃袋まで小さくなってしまったように感じるのは、うがち過ぎか。

この少食傾向が健康増進につながればよいが、しばらくは注視が必要であろう。とりわけ高齢者の場合、少食や体重減少は予後やＡＤＬ低下の原因となるという警鐘があるから、なおさらだ。

（２０１６年春、下関市医師会報 №３０６）

ライターの属性

医師会広報誌の目的は何か。会議や行事などの記録と会員への情報伝達、これは忘れてはならない柱だが、それだけでは堅苦しい。楽しんでいただけるように、読み物としての記事を同じくらいのスペースを下関市医師会報では割いている。限られた紙数の中で記録性と娯楽性をバランスよく配置することに広報委員は毎号苦心しているのだが、読み物の部分は、筆力豊かな多士済々の執筆陣に支えられ、原稿が不足することがほとんどないことに感謝せねばならない。

もっとも、毎号同じ執筆者が続くことに苦情が寄せられることがある。これは、山口県医師会広報担当者会議に出席した際のある広報担当者からの報告であった。書きたい人がいて読みたい人がいれば、それでいいじゃないかとも思うのだが、いろいろな意見があるものだ。

この話を妻にしたところ、結局その記事が好んで読まれるかどうかは、内容や巧拙というよりも、作者が人間的に好かれているかどうかじゃないのという、おそろしくも否定しがたい感想が返ってきた。

うーむ、マンネリというより鼻につくということか。気のきいた文章をひねり出すことよりも、日頃の人物評や社交性に気を配らねばならないということなのか。ライターとして重い課題を負わされたようで気が重い。

（２０１６年夏、下関市医師会報 №３０７）

ある旧友

その男はいつも黙々と走っていた。陸上部に所属していた彼の、山口大学平川キャンパス内グラウンドを毎日のように走る姿は、その寡黙な振る舞いとともに記憶に残っている。

彼の名は三輪茂之君。筆者の大学同窓生である。そのストイックなスタイルは宇部に移ってからも変わることはなかった。卒業後、彼は脳神経外科医になったが、程なく臨床を離れて行政の道に進み、山口県の職員になった。風のたよりにそんな近況が伝えられたが、変わったやつだなという感想をいだいたのを覚えている。

その後何年かして、彼が山口県知事選に出馬することを知って驚かされることになる。しかし健闘及ばず落選。当然のことなのだろうが県職員を辞めることとなり、これから先どうするのだろうと他人事ながら心配したものだ。当選した山本繁太郎氏は健康上の理由により在任2年足らずで辞職、まもなく病没という顛末が、むなしさを一層つのらせた。

彼に再び驚かされたのは昨年秋のこと。リオ・パラリンピック視覚障害女子柔道で銅メダルを取った廣瀬順子選手が彼の娘であることが、同窓生のフェイスブックで知らされたのである。なんという快挙。逆境を乗り越えた彼女とストイックな三輪君との姿がだぶる。彼の一風変わったキャリアには娘さんの存在が関係したのだろうか。いろいろな想いが頭をめぐった。

オリンピック・パラリンピック・イヤーであった昨年。地球の裏側の日本人選手の活躍で日本中がおおいに盛り上がったが、身近なところに誇るべき存在がいたのである。

（２０１６年冬、下関市医師会報 №３０９）

目からうろこ2つ

本から得た知識で目からうろこのことがらを2つばかり。

１つ目は、１９９０年の日本経済バブル崩壊の歴史的意義について（『閉じてゆく帝国と逆説の21世紀経済』水野和夫、集英社新書）。

80年代、米国ではソ連との冷戦に勝利するために軍事費が膨れ上がっていた。しかし米国は巨額の財政赤字を抱えており、米国債を買い支える役目を負わされたのが日本と西ドイツであった。日本では生命保険会社を中心に米国債が買い続けられ、日銀誘導下の土地・株式バブルによる膨大な含み益が米国に還流する仕組みが出来上がった。やがて軍拡競争による財政支出増加に耐え切れなくなったソ連は崩壊の道をたどり、米国の冷戦勝利が確実となった１９８９年末に、これを見越した外国人投資家によって日本株が一斉に売られ、バブルがはじける。つまり日本のバブルは、冷戦の最終局面で米国の覇権を裏から支える意味合いを持っていたということ。バブル崩壊という不幸事も、共産主義圏に対する自由主義圏の勝利に貢献したと考えると、少しは気持ちがおさまるかも。

２つ目は、人間の味覚のおよそ90パーセントは匂いの感覚であるという科学的事実（『量子力学で生命の謎を解く』ジム・アル＝カリーリ、ジョンジョー・マクファデン、ＳＢクリエイティブ）。

食べ物を味わうときは、唾液に溶けた化学物質を舌や口蓋の味覚受容体が感知するが、人間の味覚受容体は5種類しかない。対して嗅覚受容体は何百種類もあり、食べ物や飲み物から蒸発する揮発性の匂い物質が、のどの奥から鼻腔に逆流して嗅覚受容体を活性化し、味覚よりもはるかに豊かな何千種類もの香りをかぎ分けて味わっているのだという。グルメを楽しむときは風邪をひかない準備が大切ということらしい。

（２０１７年秋、下関市医師会報 №３１１）

あの頃の未来に我々は立っているか

映画をそれほどたくさん観る方ではない。それよりも気に入った作品を何回も観る。本当に見ごたえのある作品がいくつかあればよい。そのような作品のひとつが「２００１年宇宙の旅」である。もう何十回観たことだろう。

映画史に残るこの傑作について今さら解説することもないが、タイトルにある２００１年という意味について観るたびに考えさせられる。

映画の公開が１９６８年。アポロ計画で人類が初めて月面を歩く前年のことである。共同で原案に携わったアーサー・Ｃ・クラークとスタンリー・キューブリックが、その当時、２００１年にはこのような世界になっているであろうと想像して練り上げたストーリーには、月に常設された基地や有人木星探査船が描かれた。２０１８年に生きる我々には、その予測がはずれたことが分かっている。これらは近い将来にも実現しそうにない。未来予測とはかように難しいということだ。

しかし、作品中のＨＡＬのくだりは、それほど荒唐無稽な予測ではなかったようだ。探査船に搭載された最新式コンピュータＨＡＬは、本来人間に従順であるべきはずだが、自身の機能を停止させようとする乗組員に反撃を企て、彼らを抹殺しようとする。人工知能の劇的な進化を目の当たりにしている現代の我々には、これはいかにもありそうなこととして映るはずだ。

最近、「ブレードランナー２０４９」を観た。これも人工知能の反乱をテーマにした映画だ。SF映画の名作とされる前作から25年を経て制作された続編に描かれていた世界は、そんなに遠い未来のことには思えなかった。

さて、２０４９年はどのような世界になっていることだろう。かなうならば、この目で確かめてみたいものである。

（２０１８年春、下関市医師会報 No.３１３）

決定的な変化は見えにくい

18世紀のヨーロッパのこと。この時代、ヨーロッパで世界史に残る２つの革命が起きた。フランス革命と産業革命である。

フランス革命は、バスティーユ襲撃に始まり、国王夫妻処刑、恐怖政治、そしてナポレオン登場と劇的な経過をたどり、当時の誰が見ても革命と呼ぶにふさわしいものであった。

一方、産業革命はどうであったか。織物機や蒸気機関の発明といった技術革新によって、イギリスは工業社会へと変貌したが、この過程は１００年近くかけて徐々に進んだのであり、当時のイギリス人の多くは、いったい何が起こっているのか把握できていなかったという。

では、フランス革命と産業革命、後の歴史に与えた影響はどちらが大きい？ これは圧倒的に産業革命であろう。産業革命はイギリスを超えて広がり、西ヨーロッパの資本主義発展に寄与し、その後の世界史の流れに重大な役割を果たしたのである。この史実は、本当に重要なこと、決定的な変化は当事者には見えにくいことを教えてくれる。

今、日本の医療界は変革の波にさらされている。そればかりか世界が大きな歴史的転換を迎えているように見える。その本質的意味を、はたして我々はどこまで理解しているだろうか。過去の歴史を教訓に、冷静で客観的な視点をせめて失わないようにしたいものである。

（2018年8月、レインボウ通信）

世界の片隅の呉で

2018年8月中旬、とある学会出席のため広島県は呉市を訪れた。甚大な被害をもたらした西日本豪雨から1か月と少し経ったころである。広島・呉間のJR線はまだ再開しておらず、バスで呉市内へ。えぐられた山肌、砂ぼこりをかぶった幹線道路と線路、大量に積まれたがれきを眺めながら移動した。土砂を載せたトラックがたくさん行きかい、大災害の現在進行形を実感させられた。

おりしも、呉を舞台にした「この世界の片隅に」がTV放送中である。この実写ドラマを私はアニメで観た。太平洋戦争の真っただ中に生きる庶民を描いた秀作であった。

呉は海軍工廠のあった町。市民は空襲に何度も会い、ついには広島に上がるキノコ雲を目の当たりにすることになる。戦争という、どうしようもない運命に翻弄されながらも、健気で堅実な生活をおくり、わずかな幸せを喜ぶ人々が活写されている。

このドラマに、今回の大災害を重ねずにはいられない。復旧作業や生活の立て直しに大変な被災者にも、確かな幸のあることを願うばかりだ。

高台からの呉港の眺望は格別であった。かつて数々の軍艦を送り出した海軍工廠は、かくもあらんと想いをはせる。いずれゆっくり再訪したい。

（2018年9月、レインボウ通信）

危機をバネに

2018年度も上半期が過ぎた。注目に値する事件や災害が次々と起こった半年であったが、8月に、当院でも大きな出来事が発生した。輸液バッグ破損事故である。

入院患者に投与予定の輸液バッグ2か所に穴が開いて、輸液が漏れ出ていた。偶発的トラブルなのか、誰かの故意によるものなのか判断ができず、警察が捜査する事件に発展した。

患者さんや周辺の方々に多大なご迷惑をおかけしたことをおわびするとともに、再発防止と皆さんの不安を和らげることに全力で取り組まなくてはならない。

在任中に記者会見を開かなければならないような事態をまねかないこと。病院長の評価基準の一つとも言われるが、就任わずか5か月で経験してしまった。

もっとも、これは病院にとって貴重な試練であり、当院の様々な課題が露わになった。これらを改善する好機を得たと、前向きに捉えることが大切と考える。

「ロバストネス」（robustness）という生物学や情報工学などで用いられる概念がある。外部からのストレス、環境変化、エラーなどでもたらされる負荷を阻止する内的な仕組みを指し、システムの強靭性を表す用語である。ロバストネスを兼ね備えた組織に下関医療センターを育てる。私が目指していることだ。

（2018年10月、レインボウ通信）

比叡山雑感

先日、関西方面に出かける機会を得て、比叡山まで足を伸ばした。

比叡山と言えば延暦寺である。その広大な敷地を回りながら、開祖である最澄について考えると、同時代に生きた空海との対比に思いをはせずにはいられない。

空海という大天才、スーパースターの功績は華々しい。豊かな才能と、残したあまたの遺産は言うに及ばず、時の天皇の信望を得て、権力の中枢まで昇りつめた生涯は、宗教家というよりは大実業家と呼ぶにふさわしい。最澄も相当に優秀な人物だが、空海に比べれば色あせて見えてしまうのはいたしかたない。

しかし、その後の歴史に与えた影響でいえば、最澄に軍配が上がるかもしれない。最澄の開いた天台宗・延暦寺は多くの高僧を輩出していく。法然、栄西、慈円、道元、親鸞、日蓮などなど。一方の空海一派は、この点どうしても見劣りがする。カリスマの下では人材が育ちにくいということか。この2人の対比は、組織を率いる者に深い示唆を与えてくれる。

もっとも、空海はまだ死んでいないことになっている。高野山奥の院で、今も静かに修行を続けているそうな。

（2018年11月、レインボウ通信）

関門海峡の時空

2018年も終わろうとしている。

明治改元150年であり、山口県にとって意味深い1年であった。明治維新ゆかりの場所は下関市内に多く点在し、壇之浦の長州砲台もその一つだ。明治元年の5年前、関門海峡を通過する外国艦船を長州藩が砲撃した。無謀と言えば無謀だが、当時の長州人の心意気を今に伝える。

さらにもう700年ほど遡ると、同じ地で源氏と平氏の最終決戦が行われた。平氏の滅亡とは、つまり武士の時代の始まりである。

下って、明治維新とは武士の支配を終わらせた大改革である。武士の時代の幕開けと終焉という歴史的大転換に、この地が重要な舞台となったことを下関市民は誇りにしてよい。

長州砲台のすぐそばには、源平合戦で躍動する源義経像が据えられている。

その間、距離にして数十メートル。700年という時空を超えて鎮座する二つの史跡の間には武士階級の栄枯盛衰が凝縮されており、日本史における壇之浦の存在感を示している。

それは歴史の妙であると同時に、関門海峡の地政学的地位を示してはいないだろうか。

（2018年12月、レインボウ通信）

昭和の高揚、平成の停滞

2019年。新鮮な気持ちとは別に、平成最後の年としての感慨を込めながらの新年スタートである。

私の人生で2度目の改元であり、どうしても昭和から平成へ変わった時を思い出す。平成も十数年を過ぎたころ、その時代の空気を描いた印象深い映画作品があった。「クレヨンしんちゃん・オトナ帝国の逆襲」である。

アニメだからといって、クレヨンしんちゃんだからといってなめてはいけない。傑作である。

過去の心地よい思い出にすがり、昭和の時代に留まろうとする大人たちに向かって、過去は過去として、前を向いて生きていくことの大切さを、しんちゃんが教えてくれる。公開当時、子供よりも、その親たちが何度も劇場に足を運んだというエピソードもむべなるかな。

平成が終わろうとしている今、平成の時代に留まりたいと感じている人は多くない気がする。それはおそらく、昭和の後半が、戦後の復興から高度成長期にはいり、日本中が高揚していた時代であったのに対して、平成が総じて日本の停滞した時代であったからではないだろうか。

（2019年1月、レインボウ通信）

歴史は韻を踏む

2018年は第一次大戦終結100周年の年であった。つまり、翌1919年は、終戦処理と和平に向けた討議、パリ講和会議が開かれた年である。この会議の成果は、後のヴェルサイユ体制や国際連盟に結実した。そして、凄惨を極めた大戦を経験した人々の厭戦気分を背景に、平和な時代が訪れるはずであった。

ところが、同じ1919年に何が起きていたか。

イタリアではムッソリーニがファシズム政党を立ち上げ、ドイツではヒトラーが政界入りする。より悲惨となった次の大戦の種が早くも蒔かれていたのである。その後の歴史の展開はご存知のとおり。

パリ講和会議から100年の現在。アメリカ、中国、北朝鮮、ロシア、中東といった国際政治の主要なプレーヤーたちは、とても平和志向には見えない。これに歯止めをかけるべきヨーロッパ諸国のリーダーたちが相当ぐらついていることが、いっそう世界情勢に影を落としている。

2019年は冷戦終結30年でもある。が、世界は安定するどころか、より混乱する方向で、過去の歴史をなぞっている気がする。歴史は韻を踏むと言う。どうか暗い予感がはずれますように。

（2019年2月、レインボウ通信）

医療はアートであるべきか

想像してみよう。高性能コンピュータを搭載したロボットが、ゴルフのパットを2度、グリーンの同じ地点から打つ場面を。天候、風向き、芝目などの諸条件が全く同じならば、2打とも寸分違わない軌道を描くに違いない。

これが人間ならばどうか。

どんな一流プロゴルファーでも、同じパッティングを2度続けることは難しいと誰でも思うはず。この曖昧さ、ゆらぎこそがヒトらしさであり、様々な創造活動の源となってきた。とりわけアートの領域で大切な要素である。

今、医療は不確実性を可能な限り排除する方向で発展している。より正確な診断と治療を望む人々の欲求を背景に、ＡＩなどのテクノロジーの急速な進歩がそれを後押ししている。この流れはとめるべくもないが、その先にある未来の医療が幸福なものになるかどうか、実のところ私には分からない。

オスラー病やオスラー結節に名を残すウイリアム・オスラー氏曰く、「医学は不確実性の科学であり、確率のアートである」。

この至言を捨て去る道を私たちは選択すべきなのだろうか。

（２０１９年3月、レインボウ通信）

混迷する世界の中で正気を保つ

世の中には常に知識層と呼ばれる一群がいて、彼ら彼女らの大多数が共有している通念が存在し、それが時代の常識・空気を醸成する。現代の通念は民主（主義）であり、戦前は愛国であり、さらにその前、明治維新前後は勤王であったという。それぞれの期間を大雑把に定めるならば、勤王は40年、愛国は50年ほどであり、民主はすでに70年を超えている。民主もいつかは賞味期限を迎えるのだろうか。

その民主の座が、今ほど揺さぶられている時代はない。国内外の政治・経済情勢について割く紙幅を持たないが、ポピュリズムやナショナリズムが台頭しつつある現在は、いつか来た道にそっくりとだけ述べよう。もし民主が守り継がれるべき正義ならば、我々は相応の努力とコストをそのために払わなければならない。社会通念はけっして自明のものではないからだ。

我々の携わる医療・福祉の分野においても、複雑な課題が山積し、従来の経験が通用しなくなっていることでは同様である。少子高齢化、多死社会、消滅可能性都市、地域包括ケア、地域医療構想、健康寿命、フレイル、人生会議、働き方改革、２０２５年問題、２０４０年問題。キーワードを並べるだけでクラクラしてくる。このような中で的確な手を打ち続けるのは容易ではない。

視点をもっと卑近に移してみる。当院の事情である。この1年間、実にいろいろなことを経験した。病院を運営する上で不可避のことがらだけでなく、様々な不測の事態に見舞われ、その対応に追われた1年であった。自分を見失いそうになりながらも、どうにか1年を乗り切ったというのが正直な実感である。

世界や医療界や自らの周囲が混迷を極める状況で道を誤らないようにするには、正気を保っていられる強さとブレないための羅針盤が必要だ。それを手に入れるには哲学を持たねばならぬ、と私は思うのである。判断に困った時、歩むべき道を見失った時に信ずるに値する哲学を。

哲学と言って難しく聞こえるのならば、矜持、譲れない一線、見識、美意識と言い換えてもよいだろう。他人のものではない、自分の頭で創りあげた指針を持つ。院長就任1年目の昨年度を振り返るとき、これが私の偽らざる決意である。

さて、いよいよ令和の幕開けである。

平成は、バブル崩壊後の失われた30年にすっぽり入る停滞の時代であった。その前の昭和は、前3分の1は軍拡と敗戦、残りは高度成長とその終焉という振幅の激しい時代であった。

令和はどうなるのだろう。安定した時代はどうやら期待すべくもないが、背筋を伸ばして一歩を踏み出さねばならない。不安と多少の高揚を抱きながら。自らの哲学を磨きつつ。

（2019年4月、レインボウ通信）

統治におけるフィクションの必要性

さあ、令和の御世の幕開けである。

振り返ってみると、ここ近年の皇室に関する話題は明るいものばかりではなかった。女系天皇や女性宮家の議論に始まり、雅子さまのご健康、天皇による生前退位ご意向と皇室典範改正、秋篠宮さまの宮内庁への苦言など。さらに眞子さまのご結婚問題が加わり、いささかスキャンダラスな視線にさらされていた。ところが新元号の発表で一変。一気にお祝いモードに切り替わったところが、いかにも日本らしい。

昭和の終わりはどうであったか。

天皇のご容態悪化のため、日本中が自粛ムードにおおわれる中、記帳のため皇居前に並ぶ人々が長い列を作っていたのが印象に残っている。ソ連や東欧共産主義諸国が健在であり、国内では社会党や共産党の左派勢力がまだまだ元気な時代である。が、黙々と記帳をする国民の姿は、イデオロギーを超えて、日本の深層を顕在化させるものであった。

多くの人々を共同体や国家に束ねるためには、神話や宗教が必要である。日本人にとってのそれは古事記や神道であり、天皇がその正統ということなのだろう。たとえそれが幻想であっても、軽んずることのできないフィクションである。

（2019年5月、レインボウ通信）

逝き方はままならない

ACP（advance care planning）に関する医師会主催の研修に参加した時のこと。

特別講演の先生の発言に愕然。「最期がせまった時に往生際の悪い3職種は医師と教師と坊主」なんだと。実は、私の両親は学校の教師、祖父は僧侶と、親子3代でその職種を務めたことになる。祖父と親父の最期を思わず振り返ってしまった。

が、こうも思うのである。往生際の悪い最期はそんなに見苦しいものだろうかと。

人の死に方は百人百様であり、自らの死に方を選び取ることはとても難しい。終末期にせん妄や認知症を発症すればなおさらのこと。穏やかに眠るような死に方を実現できるのはまれであると覚悟すべきなのである。何枚も死亡診断書を書いてきた経験から、これは確かに言えることだ。ＡＣＰを行うとき、我々医療従事者にとって肝要なことは、理想の死に方を追求することではなく、あらゆる死に方を受け入れる心構えを持ち、それに対応できるスキルを磨いておくことではないかと思う。

「余命いくばくもないとわかったら、何もしてほしくない。さっさと死んでいくよ。」そんなことをおっしゃる〝元気な〟人を見ると、眉をそっとなでたくなる。

（２０１９年６月、レインボウ通信）

民主主義国家リーダーの宿命

この時期、新聞やテレビでは先の大戦を振り返る報道や特集が多く組まれ、８月の終戦記念日まで続くのは毎年の恒例である。

終戦の前月、１９４５年７月の出来事を繰ると、ウインストン・チャーチルが勝利を目前に英首相を辞めている史実におどろく。しかも総選挙敗北の結果として。その５か月前に戦後処理を話し合ったヤルタ会談の米・英・ソ連代表のうち、米ルーズベルトは数か月後に病没し、トップで健在のまま終戦を迎えることができたのは、結局スターリンだけであった。

チャーチルと言えば、ナチスドイツが破竹の勢いで欧州を席巻している時に、「Ｎｅｖｅｒ ｇｉｖｅ ｕｐ！」と英国民を鼓舞し、戦況を逆転させ、連合国勝利に導いた立役者である。輝かしい実績をあげても、トップを維持することの難しさを示す事例と言える。当のチャーチルは忸怩たる想いだったろう。もっとも、野党に下野した時期に、ノーベル賞受賞作「第二次世界大戦」を執筆できたのはケガの功名か。

いかに国民的英雄といえども選挙で厳しい洗礼を受ける。議会制民主主義お手本の国らしいとも言えるが、最近の混迷ぶりを見ると、英国民が必ずしも賢明な選択をするとは限らないようである。

（２０１９年７月、レインボウ通信）

安全管理の日

「神は細部に宿る」と言われるが、「悪魔も細部に潜む」。

組織の安全管理や危機管理においては、日常の些細なことやルーチンワークの中にこそピットフォールがある。これを見逃さない体制が必要だ。

１年前の８月、あの忌まわしい「輸液バッグ破損事故」が発生した。世間の記憶は薄らいでいるかもしれないが、私たちは忘れるわけにはいかない。あらゆる再発防止対策に努め、病院に潜む悪魔をつぶさに拾い上げる1年間であった。

組織には大小のトラブルが恒常的に発生する。しかし、波風なく順調に機能している状態の中にリスクの萌芽がある。「不安定・不均衡」という状態をむしろあるべき姿とし、絶えず柔軟に変化する組織を維持していくことが大切と考えている。

その仕掛けとして、事故発生の8月7日を当院の「安全管理の日」に定めた。事件を思い出し、緊張感を新たにし、リスクマネージメントを強化していく。毎年この日をマイルストーンにしたいと思う。

（2019年8月、レインボウ通信）

初音ミク、唯識、胡蝶の夢

私の大好きな大好きな映画「2001年宇宙の旅」にこんなワンシーンがある。

木星に向かう探査宇宙船の中。長期間に及ぶ任務のあいだ、クルーはジョギングをしたり、コンピュータHALを相手にチェスをしたりして余暇を過ごすのだが、その顔は常に無表情である。地球の両親から届いた誕生日祝いのメッセージビデオを見る時もそれは変わらない。ビデオを見終わり、ベッドに寝そべっていたクルーはHALに冷たく命じる。「枕を下げてくれ」。バックに流れるハチャトゥリアンのアダージョの陰鬱なメロディが寂寥感をかきたてる。宇宙の旅とは、かくも孤独で退屈なものなのだと想像させられる場面だ。このシーンが秀逸なのは、テクノロジーを介したコミュニケーションのむなしさを伝えているからである。人間は生身の人との対話やふれあいに安らぎと価値を感ずるものなのだ。

とまあ、以上の解釈に異を唱える人はあまりいないと思うが、この納得感がはげしく揺さぶられる現象に遭遇した。「初音ミク」である。

初音ミクにあまり詳しくないむきに説明すると、元々はヤマハの開発したソフトウェア音源なのだが、それよりも少女アニメ・キャラクターを想像するのが早いだろう。これが歌ったり踊ったりするのだけれど、目を疑ったのは、CG合成された初音ミクのライブ映像を見た時だ。ステージ上のヴァーチャル初音ミクに多くのファンが熱狂している姿には、まったくドギモをぬかれた。

よくできたCGとは言え、初音ミクはまごうことなき2次元の存在である。ネット空間やゲームで楽しむことまでは理解できるが、現実のコンサート会場に降り立ったその姿と、それを違和感なく受け入れている観客たちの様子に、新しい時代が来たのかもと戦慄を覚えたのである。存在を実感し、愛着を持つ対象はもはや3次元である必要はなく、2次元で十分なのではないかと。リアリティなるものはどこに行ってしまうのだろうかと。

＊　　＊

初音ミクから受けた衝撃をもう少し掘り下げてみる。

ヴァーチャル・リアリティというと、昭和世代のオジサンからすれば、空虚な実体のないものといったところである。しかし、一方で我々が実体としてとらえているものが、はたしてどこまで確実なものなのかということにおいては、はなはだこころもとないのではないだろうか。ヒトが認識しているあらゆるものは、脳が創り出したイメージに過ぎないからである。

ある実話を例にとる。『46年目の光』（ロバート・カーソン著、NTT出版）という本に書かれた話だ。健康な子供であったメイは、3歳のときに不慮の事故で失明。以後、盲目のまま何不自由のない社会生活をおくっていた（ここがポイント）。が、46歳になって幹細胞移植手術を受け、視力を取り戻す。その半生をつづったノンフィクションである。

手術が成功し、いよいよまぶたを開くことになったメイの目に飛び込んだのは、四方八方から降り注ぐ光と色と形のパズルであったという。続いて、徐々に色の種類や物体の輪郭を識別できるようになる。その後は盲目時代にたくわえた知識、音やにおいや触感といった視覚以外の情報、周囲の助言などを手掛かりに、認識できるものを少しずつ増やしていった。ほどなく社会生活には復帰できたが、見えるものを〝正しく〟認識するリハビリは5年以上続けられているところで本は終わる。

メイの体験は、視覚情報と〝見えているもの〟とは同じではなく、世界を認識するには、脳の手が加わらなければならないことを示唆している。視力回復後のメイのたどったプロセスは、生まれて目が開いたばかりの赤ん坊が周囲を理解していくプロセスとおそらく同じなのだろう。これには言語の習得が密接に関係しており、ものごとの記号化のプロセスにほかならない。

脳は5感というセンサーを通じて得られた外部情報をもとに、記号化などを経て世界を再構築する。我々はその世界の中に生きているに過ぎないのだ。ここで考えてみる。脳が認識する情報を提供する感覚は、そもそもどれほど上等なものなのか。

我々が外部情報を得るのにもっとも頼っている感覚は視覚であろう。ご存知のように、太陽光のうち、ヒトが知覚できるのは可視光だけである。つまり、ヒトの視神経は波長およそ0・4～0・8マイクロメートルの範囲の光のみに反応し、その外側にある紫外線や赤外線、さらには電磁波や放射線を見ることはできないわけだ。よく言われることだが、色あざやかな花も、ヒトが見ている花と、昆虫が見ているそれとは同一ではない。

他のセンサーはというと、可聴周波数はおよそ20～20，000ヘルツで、コウモリのように超音波を感知できない。臭覚の感度はイヌやクマにはるかに及ばない。味覚にいたっては舌の上に6種類のレセプターを持っているにすぎない。ヒトのスペックはこの程度のものなのであり、不完全な情報から構築されるイメージが、真実の世界でないことは明らかであろう。この世には、我々の知りえないブラックボックスが横たわっていることを自覚すべきだ。

あらゆる存在は、脳が創り出した主観的なイメージに過ぎず、客観的な存在ではない。この世界観はまさに仏教が説く唯識にほかならない。さらに唯識論はあらゆる存在は実体のない無常、つまり「空」であるという教えに連なる。色即是空、空即是色。仏教が１５００年も前にこの思想に到達したことに驚きを禁じ得ない。数ある宗教の中で、仏教がもっとも科学的真理に近いのではないかと私が考える理由の一つである。

＊　＊

実際、現実を認識する時と夢を見ている時との脳の状態や変化は、大脳生理学上区別できないのだそうだ。現実と夢の境界は、実はあいまい！　このことは、すでに古の先人が気づいていた。中国の故事「胡蝶の夢」である。

ある男が眠っていると、蝶になってひらひらと飛んでいる夢を見た。目覚めた男は、はたして自分は蝶になった夢を見ていたのか、それとも今の自分の方が蝶の見ている夢の存在なのか、という疑問に思いいたる。という説話だが、あながち荒唐無稽な話ではないようだ。

再び、初音ミクに戻る。ステージ上の初音ミクに熱狂する観客たちの頭の中はどんな状態なのだろうか。ペンライトを振り、飛び跳ねている自分と、ヴァーチャルな2次元を見ている自分。もうそれを区別することに意味すら求めていないように見える。私は批判的な立場で初音ミク現象を論じているわけではない。新感覚を持つ次世代の到来を予感しているのである。なぜなら、この感覚が「胡蝶の夢」のそれと似ているから。夢を見た男は荘子であり、自由な境地、自由な生き方を説いた思想家であった。

とはいえ、新世代の感覚をすんなりと受けいれられるほど、昭和のオジサンの頭は柔軟ではない。現実は現実としてありありと実感できないと不安この上ない。では、どうやって？　一つの方法は、ものをじかに触ってみて、そのものが確かに存在することを実感することだろう。まことに単純であり、確実な証明とは言えないまでも。

有名な「ペンフィールドの脳地図」が示すように、脳の体性感覚をつかさどる部位において、手や指の感覚に対応する領域が大きな部分を占めている。モノに触れる感覚に脳が重きを置いているこの事実は、実態とそうでないものとの折り合いをつけるために、生命が進化のプロセスに加えた、いくばくかの圧力を示しているのかもしれない。

（２０１９年8月、山口県医師会報 №１９０８）

吉本闇営業事件の考察

6月に発覚した吉本興業所属芸人の闇営業問題は、二転三転とめまぐるしく展開したが、ようやく収束しつつあるように見える。

反社会勢力との関わりは批判されるべきであるが、事件の根底には吉本興業の不明瞭な雇用形態や、本業だけでは食っていけない芸人の実情があるようだ。この事件は、はたして我々とは関係の薄い業界の、遠い話ととらえてよいだろうか。

最近、全国の医科歯科大学病院勤務医のうち約7パーセントが無給である実態が、文科省の調査で判明した。この数値の妥当性を問う声もあるが、大学に勤務経験のある医師にとって違和感のない結果ではないだろうか。

若手医師の給与を低く抑えることで成り立つ病院経営。低収入を補うためにアルバイトをせざるを得ない勤務医の実態。この構図は吉本興業のそれとどれだけ違いがあるのか。

新臨床研修制度の導入後、初期研修医の待遇が改善されたとはいえ、後期研修医はどうだろう。大都会の有名大学で研修する医師たちに十分な手当てが支払われていないだろうことは想像に難くない。

吉本興業事件は、現在進められている医師の働き方改革や偏在対策において、避けて通るべきでない重要な課題を我々につきつけていると思う。

（2019年9月、レインボウ通信）

地産地消という幻想

耳当たりのよさそうな言葉には、常日ごろ警戒をいだき、慎重にとり扱うよう気をつけている。

例えば、「地球にやさしい○○」、「オーガニック」、「ぴんぴんころり」、「ナンバーワンよりオンリーワン」、「人間だもの」などなど。これらに感じるのは、癒し、自然への回帰、健康志向、自己肯定といったニュアンスなのだが、共感してもらえるだろうか。

偏屈なオジサンのひとりごちと思わないでほしい。それぞれに筆者なりの理由があるのだが、いちいち解説するわけにはいかないので、本稿ではひとつだけ採り上げる。「地産地消」だ。

地元の生産物を地元で消費するということの発想。スーパーにはあたりまえのように地産地消コーナーがあり、推進している生産者や流通業者が当地にもいることだろう。その方たちの反発を覚悟で、このシステムへの疑念を論じてみたい。

＊　＊

現代の日本人は物質的に満たされた生活をおくっている。そして、多くの人々はこの生活水準を将来にわたって維持し、できることならばより豊かになりたいと思っている。まず、これが前提だ。この前提を否定する立場を取ることも可能だが、それに触れることは、人間の根源的な欲望の是非にまで話を広げることになる。よって本稿ではあえて手をつっこまないこととする。

この豊かな生活は、私たちが資本主義、自由主義体制の社会に生きてきた結果、もたらされたものだ。資本主義の理念は利潤の追求であることは言うまでもない。人間の欲望が資本主義を進めるアクセルであり、人間社会の「過剰・飽満・過多」が内在、常態しているからこそ資本主義が成り立つ。

「より良いものをより多く所有したい」という人間の欲求は否定されるものではない。供給側に立つと、市場競争力のある商品を所有していれば、それをより高額で売って富を得たいと考えるのも正当な感情だ。両者の欲望は地域の壁をのり越え、フロンティアを求めて人々は移動し、全世界で商品を流通させることによって経済が発展したことは否定しようのない史実である。

資本主義のこの理念に、地産地消というやつは親和的ではないのである。一見、地元が潤い、効率的で無駄のない循環型の経済が実現するように思える。しかし、この閉じたシステムの先にあるのは、スケールの小さい、結局は非効率に陥る経済世界ではなかろうか。

地産地消、実は日本人はすでに歴史上経験済みだ。江戸時代である。（最近は鎖国という表現を避ける傾向にあるようだが）厳しい海外貿易規制が敷かれ、主に国内経済だけでまかなわれていた江戸時代こそ地産地消を実践していた時代と言える。国内の住民だけを養うには十分であったけれど、やがて海外情勢がこの体制維持を許さなくなり開国に至るのだが、国際社会に生きる限り、江戸時代の経済体制が破綻したことは必然である。江戸時代の間、日本は科学技術で世界に大きな遅れをとり、開国後は激しいインフレに陥った。閉じたシステムの弊害は明らかであり、過去に破綻したシステムを現代に再現することは愚かしい。

ここで、はたと考える。地産地消ははたして現実に機能しているのだろうかと。

スーパーの地産地消コーナーに並べられた地元の生産物。それを手に取ったお客の買い物カゴの中には、実は県外や海外の商品が入っている。これが現実であり、当然の消費行動であろう。安価で優れた商品が手に入るのであれば、消費者にとっては地元愛もへったくれもないのである。それを証明したのが、ふるさと納税騒動ではなかったか（しかも節税がセット）。

今や、プラットフォーム型ビジネスが世界を席巻しつつある。「場」を提供することにより、複数の企業や業界とアライアンスを組むビジネスモデルだ。プラットフォームは国境を軽々と超え、その経済規模は国家をも凌駕し、ＧＡＦＡに代表されるこのタイプの企業が巨額の利益を上げている。このような時代にあって、日本の一地方でちまちまと経済を回していても、明るい将来が待っているとはとても思えないのである。

生産者たちは、地産地消という甘い幻想に頼ることなく、市場競争力のある商品の開発に努め、良い商品は胸を張ってグローバルに提供してほしい。そして消費者による厳しい淘汰を受けて、より優れた商品が市場に残る。これが健全な経済の姿であろう。

＊　＊

さて、地方の生産者を批判することが筆者の本意ではない。そもそも地産地消の担い手が本誌の主要な読者であるわけではない。そこで本稿の締めくくりとして、わが医療界を省みてみよう。医療界の地産地消とは何だろう。ひとつには、医学部入試における地域枠ではないか。地元出身者を優先的に医学部に入学させ、卒後はその地域内に勤務させるというこの制度、まさに地産地消である。

地産地消への筆者の批判を応用するならば、地方大学は若者を地域に封じ込めることよりも、魅力的な教育や研究の環境を整え、全国いや全世界を相手に競争できる力をつけることに真剣に取り組まなくてはいけないと思う。地域枠の卒業生が入学時の約束を反故にして都会に流出していく現象も、モラル上の問題はあるにせよ、経済学の視点からすれば、うなずける消費者行動とは言えまいか。

初期臨床研修制度が導入されて以後、医師不足に悩む地方大学の苦労と努力は十分に理解できるとした上で、この制度が長期的に有効なものかどうかを、いずれきちんと考えないといけない。縮小していく日本経済の打開策のひとつが、ＩＴやビッグデータを活用したプラットフォーム・ビジネスにあるならば、これは医療界に重要なヒントを与えてくれる。魅力的な「場」を提供できれば、一地方大学や一地方病院でも世界とわたりあえる。そんな未来を描いてみてもよいのではないだろうか。

（２０１９年秋、下関市医師会報 №３１９）

長州藩の飛び地

下関医療センターのまわりには、高杉晋作ゆかりの史跡がたくさんある。新地会所跡、厳島神社、了圓寺、晩年の療養の地、終焉の地、櫻山神社など。何故こんなに集中しているのか。最近、下関市立歴史博物館学芸員松田和也氏のご講演を拝聴したことで、かねてからの疑問が氷解した。

江戸時代、毛利家が治めていた現在の山口県は5つの支藩に分かれていた。長州藩、岩国藩、徳山藩、長府藩、清末藩である。

今の下関の大部分は長府藩領であったが、竹崎町と伊崎町あたりは清末藩領であった。さらに、長府藩領と清末藩領にはさまれた飛び地のエリアに長州藩領があり、現在の新地や今浦町がこれにあたり、下関医療センターはそこに建つ。長州藩士の高杉晋作が、当院周辺を下関の活動拠点にしたのは当然であったというわけだ。

嚴島神社のそばにひっそりとたたずむ新地会所跡が、個人的には感慨深い。晋作は藩内クーデターを企て、功山寺で決起する。その直後に襲撃したのが長州藩新地会所であった。この瞬間から、維新に向けて歴史が大きく転回することになる。

（2019年10月、レインボウ通信）

ノーベル賞、東大VS京大

吉野彰氏の受賞に沸いた２０１９年のノーベル賞。わが国出身の受賞者は、米国籍の方を含めると、これで27人ということになる。

受賞者を出身大学別にみると、京都大学の健闘が目立つのは以前から言われてきたことだ。最高学府である東京大学への対抗という面があるのだろうが、実際には（学部卒では）東大８人、京大６人とけっして東大が負けているわけではない。日本人受賞第１号、第２号の湯川秀樹氏と朝永振一郎氏が共に京大出身であったことも、世間に京大強しを印象づけているのかもしれない。いささか東大には気の毒である。

もっとも東大８人のうち２人は文学賞（川端康成、大江健三郎）、１人は平和賞（佐藤栄作）なので、「理系」というくくりでは京大に軍配が上がると言えなくもない。

そういえば、文学賞の有力候補でありながらついに受賞に至らなかった三島由紀夫と安部公房も東大出身である。東大は人文系に人材ありということか。

日本の高級官僚は東大出身者が多くを占め、この国の重大事に深く関わってきた。明治以来、東京帝国大学はその使命を帯びた教育機関であったと言える。このような背景もノーベル賞の結果に影響しているのだろうか。

（２０１９年11月、レインボウ通信）

地域医療構想の混沌

厚労省が2019年9月に公表した『再編統合や縮小に向けた議論が必要な公立・公的病院』に対するハレーションが強い。

「発表が唐突」、「根拠としたデータに疑問」、「地域の実態と乖離」、「その先にあるグランドデザインが不明確」など。厚労省は全国各地で説明に追われているようだ。

一方でこんなデータもある。エムスリー（株）が7259人の医師を対象に行った調査において、今回の公表結果が「妥当」との回答が53・1パーセント、2025年に向けてなんらかの医療体制の見直しが「必要」との回答が84・6パーセントであったという。このギャップをどう考えるべきか。

厚労省への批判の声をあげたのは、知事や市長など自治体関係者や、リストに挙げられた病院幹部が多いようだ。もっともな主張もあるとはいえ、直接影響をこうむる地域住民向けのポーズが透けて見えるのは私だけであろうか。遅々として進まず、現状追認に終始して一向に実効の上がらない地域医療構想会議の実態の一因ここにあり、という気もする。

おかみに反発することは簡単だろう。しかし、もうそのエネルギーは自らの足元の地域に向けて注ぐべき時期ではないか。2025年まで、あと5年ほどしかないのだ。

（2019年12月、レインボウ通信）

核兵器の効用

２０１９年にリニューアルした広島平和記念資料館に行ってきた。外国人来館者の多さを見て、もっと日本人が訪れるべきだが、とぼんやり思いながらまわるうちに、背中に冷や水を垂らされたような考えが浮かんだ。今の平和は、核兵器があったからこそではないかと。

現在は、実は近代以降まれにみる平和な時代である。１９００年以降の１００年あまり、大戦争のない状態が60年以上続いて現在に至っている。この要因はいくつもあるが、米ソ二大国の核戦力の均衡がその一つであることは事実であろう。私はけっして核兵器を肯定する立場ではないが、いわゆる核抑止論が正当性を持ってしまうという現実を否定できない。

２０１９年は、東欧諸国の共産主義政権があいついで倒れてから30年目の年であった。その結果、東欧に自由主義が広がるだろうという予測は、どうやら甘いものであったことが明らかとなり、むしろ逆行するような体制が各国に生まれつつある。

分断と対立が進む世界で、広島と長崎の悲劇を繰り返さないためには、核廃絶を無垢に唱えるばかりではなく、国際政治の冷たい現実を頭に入れてかかることが大切だと思う。

（２０２０年1月、レインボウ通信）

寂光院雑感

京都に学会出張した折に、会場が北のはずれに位置したこともあって大原まで足を延ばした。目指したのは寂光院。建礼門院徳子が晩年を過ごしたこの古刹は、下関にゆかりの深い史跡である。

建礼門院徳子は、平清盛の娘であり安徳天皇の母親である。清盛没後、源氏と平氏との激しい抗争の末、京から西に落ち延び、壇之浦で最終決戦に臨んだ。合戦の趨勢が決したとみるや、徳子は安徳天皇と共に入水。しかし徳子のみ源氏の武将に引き上げられ一命をとりとめる。その後、平氏側有力者の多くが斬首される中、徳子は助命され、京に戻されて寂光院に幽閉。平氏一門を弔う日々を送りつつ生涯を終えた。

後白河法皇が寂光院の徳子をたずねるのは、平家物語の中の有名な一場面だ。徳子は波乱にとんだ半生と没落後の境遇を語り、法王は涙する。このエピソードを記して平家物語は閉じられる。訪れた寂光院はしんしんと降る雪の中にあった。山の斜面に窮屈そうに建つ質素なたたずまいは、源氏からの圧迫を常に感じながら過ごしたであろう徳子の余生をしのばせるものであり、諸行無常を体現しているようであった。

（2020年2月、レインボウ通信）

一党独裁の光と影

２０２０年2月下旬現在、新型コロナウイルスの収束が見えない状況が続いている。それにしても、ここまでの流れにおいて驚愕したのは、中国が10日間で１０００床の病院を建てたことであった。ああ、こんなに迅速に大病院ができるのに、ここ下関ではたかだか４００床程度の病院統合がいつまでたっても進まないのはなぜだろうと、あらぬ方向に考えが及ぶのは、地域医療構想のことが片時も私の頭から離れないせいである。

的はずれな連想というなかれ。一党独裁、国家資本主義を国是とする中国と、かたや議会制民主主義の日本。この違いは、両国の様々な意思決定プロセスにおいて顕在化する。医療政策も例外ではない。

やると決めたらトップダウンで圧倒的な人と物を投入して事を進めるチャイナパワーは、うらやましくもあり見習うべき点もある。

しかし、それには危うい要素もはらむ。そもそも感染のアウトブレイクは武漢における初動ミスが原因であり、これも中国という社会の負の側面を示す一例であろう。

（２０２０年3月、レインボウ通信）

奇貨を拾い上げる感性と反射神経

ジャズトランペットのヴァーチュオーソ、帝王マイルス・デイビスにまつわる話をひとつ。マイルス率いるバンドの演奏中のこと。マイルスのソロのバックで、ピアノのハービー・ハンコックが間違ったコードを弾いてしまった。ハンコックは頭の中が真っ白になり、あとで大目玉をくらうことを覚悟した。ところが、マイルスは即座に自らの音を変え、ハンコックのコードが「正しく」聞こえるように修正し、何事もなかったように平然とプレイを続けたという。

このエピソードが示唆することはこうだ。

若手のミスを叱責するのではなく、ハイレベルの技術を示すことによって反省とステップアップを促すという、リーダーシップのひとつの理想を見ることができること。そして今ひとつは、ミスをミスとして安易に捨て去らず、そこに何かを感じ取り、プラスに転じる姿勢の大切さだ。マイルスの音楽に対する、このような自由で柔軟なアプローチは、何度もジャズを変革していく原動力となったのである。

日々の仕事や生活の中で、我々はあまたの異常事態に遭遇する。明らかなミスやアクシデントだけでなく、なんとなくの違和感も含めて、様々なバリアンスが目の前を通過していく。これらに身構えて早めに芽を摘むことはひとつの対処法ではある。一方で、そこには重要なヒントが隠れているのではないかと考える視点を欠くべきではない。

つまるところ「奇貨」である。

奇貨を目にした時、忌まわしきものと排除するのではなく、何かのチャンスかもしれないと拾い上げるセンス。「目抜き通りを歩きつつ、道端の石ころや雑草を見落とさない」というような感覚だろうか。

筆者が院長職に就いて2年が経った。この間、大きなトラブルをいくつも経験した。某スタッフから「もってる院長」という不名誉な称号をいただきもした。

リスクマネージメントには日頃の備えが大切であり、そのためにいくつもの奇貨をふところに入れて温めておく。その感性と反射神経を磨く。そして、ストレスやコンフリクトをプラスと捉えられる楽観主義を持ち続ける。これらはリーダーにとって必要なスキルにちがいない。

２０２０年は下関医療センターにとって創立70年目の節目の年である。次の10年はどんなものになるのだろう。スタッフの不安はつきないだろうが、明るい未来を示すことが院長の使命だ。

そう自戒しながら、ともすれば険しい顔つきで病院内を歩いている自分に気づくたびに、こっそりと口角をつり上げるのである。

（２０２０年4月、レインボウ通信）

コロナ禍に臨む

この4か月ほどで世界は一変してしまった。コロナ禍である。トランプ大統領は自らを「戦時下の大統領」と呼んだ。メルケル首相は第二次世界大戦以来の事態と言った。コロナ禍が戦争に比肩しうる危機だとすれば、我々日本人には生かすべき多くの教訓があるはずだ。先の大戦でわが国は滅亡の崖っぷちに立つ重大な失敗を経験したのだから。日中戦争と太平洋戦争で犯した日本と日本軍のミスから学び取り、このやっかいなウイルスとの戦いに臨む心構えを挙げてみよう。同じ轍を踏まないために。

- 正しい情報を得ているか。マスコミ等にミスリードされていないか。
- 明確な戦略目的を持ち、組織全体で共有されているか。
- 意思決定や指揮系統が統一されているか。
- 科学的合理性に基づいて行動しているか。精神主義や個人のスキルに頼っていないか。
- ロジスティクス（兵站）は十分か。感染防護具などが不足していないか。
- 有効な武器を持っているか、あるいは開発しているか。言うまでもなくワクチンや抗ウイルス薬のことである。竹やりではB29は落とせない。
- 結果をフィードバックし、計画を修正するシステムを持っているか。
- 不測の事態に備える準備をしているか。

・希望的観測をしてはいけない。さりとて、希望を失ってもいけない。
（２０２０年５月、レインボウ通信）

ＣＯＶＩＤ－19は文化を変えうるか

新型コロナの治療を受けたボリス・ジョンソン英首相の発した「社会は確かに存在する」というメッセージは、Ｍ・サッチャーによる「There's no such thing as society」を引用し、逆の意味をこめたものであった。サッチャー主義継承者のはずのジョンソン首相の言葉であることの意味は重く、かつ深い。本人の真意はともかくとして。

わが国の新型コロナ第一波はヤマを越え、社会活動は再開されつつある。そのタイミングで政府から提唱された「新しい生活様式」は、三密回避など従来のスタイルを大きく変えることを要求する内容であった。しかし、生活様式なるものは長い歴史の過程で培われたものであり、それを将来にわたって永遠に変更することは可能なのか。あるいは正解なのか。

確かに感染症は人類史を何度も変革してきたが、人々の伝統や文化まで変える力を持ちえただろうか。感染が拡大するのは、とりもなおさず人々が社会生活を営んでいるからであり、パンデミックという現象は人間社会の必然とも考えられる。この意味でジョンソン首相の発言は感染症の本質に触れている。

はたして政府の言う、新しい生活様式が浸透、定着して「新常態」となるのか。注目すべき社会実験と言えよう。

（２０２０年6月、レインボウ通信）

文化は容易に失われない

コロナによる外出自粛のため、休日はおうち生活をおくることが最近は多い。暇なものだから、自然とＹｏｕＴｕｂｅへのアクセスが増える。そのコンテンツは膨大なもので、個人的にはジャズの名盤やライブ映像を手軽に鑑賞できるのがありがたい。むかし、レコードやＣＤを苦労して手に入れていたのはなんだったのか。

若い世代ではＹｏｕＴｕｂｅがすっかり浸透し、テレビ離れが進んでいる。このままテレビはすたれていってしまうのだろうか。さにあらず、と思う。

例えばかつて、映画は斜陽産業の代名詞であり、テレビの台頭により、いずれ消滅するかもと言われていた。

ところが、日本の映画入場者数、興行収入とも２０１９年は過去最高を記録し（２０００年以降の集計）、予測ははずれた。同様に、このデジタル時代にＬＰレコードが復活していることも興味深い現象だ。

古くても魅力あるもの、しっかりと根付いているものは簡単には消えない。過去から連綿と続く技術、芸術、文化、サブカルチャーが積み上がり、幾層にも折り重なっているのが、この社会の実相なのである。

（2020年7月、レインボウ通信）

恥をかかないために

多くの情報がネット空間を飛び交う時代。情報を発信する側にとって、あやふやな知識は確認し、整理しておくことが大切だ。例えば……

ワカサギは鳥ではない。

カワセミやヤマセミは昆虫ではない。

「小倉あん」を「こくらあん」と読んではいけない。

GAFAにNetflixが加わるとFAANG（米国巨大テック企業5社の頭文字）になる。

ジョージア州はアメリカだが、ジョージアという国はコーカサス地方にある。

医学誌NEJM (New England Journal of Medicine) のニューイングランドがあるのはイギリスではない。

ホラー作家スティーヴン・キングの英語表記は、Stephan King である。アーティストの村上隆は「むらかみたかし」と読む。作家の村上龍と混同してはいけない。フルボディのワインとは、大きなボトルいっぱいに入ったワインのことではない。初音《はつね》ミクは二次元の存在だが、夏目三久は実在のフリーアナウンサーである。下野（しもつけ）は上野（こうずけ）の東にあり、下総（しもうさ）は上総（かずさ）の北にある。

以上、自身の経験を一部含めて。皆さんも赤っ恥をかかないように。
（2020年8月、レインボウ通信）

リモート葬儀の体験

お盆の最中、叔母の訃報が届いた。認知症もなく、自立した生活をおくっていたはずであり、急逝であった。とはいえ享年98歳。大往生である。
さあ葬儀、という運びになるのだが、叔母の在所は岡山県北部の僻地。コロナ禍の中、県外からの会葬者はお断りの連絡が葬儀社より入る。その代わりに葬儀の様子をリモート配信するというので、LINEで参列した。

送られてくる映像はまずまずだが、木魚や鐘の音色が妙に硬質で耳障り。それよりも、院長室でスマホから眺めることの違和感が大きい。途中で業務連絡が入ったり、トイレに立ったりと落ち着かない。故人を見送るために、仕事を休んで親族や知人と同じ空間を共有するという、本来あたりまえの様式の大切さを痛感した。

今、ソーシャル・ディスタンスを前提とした様々な試みが社会に広がっている。そのために、人と人とが触れあってこそ成り立つ文化や伝統が空洞化するのは悲しい。ニュー・ノーマルになじまないものも確かに存在する。そんなことを考えさせる、リモート葬儀初体験であった。

（2020年9月、レインボウ通信）

香港の将来を憂う

日本国民の平均寿命は2019年に男性81・41歳、女性87・45歳となり、いずれも過去最高を更新した。相変わらずの長寿ぶりだが、国別ランキングでは香港に首位の座を譲って久しい。香港は5年連続で男女とも1位を堅守しているのだが、これには若干の違和感ありだ。

まず、香港は国なのかという疑問。中国返還以前の統計的慣習が残っているのだろうか。

2つ目は、喧噪、過密、けばけばしい街並み、高カロリーの中華料理といった香港のイメージが健康長寿にマッチしないという点。もっとも、これは個人的なステレオタイプの思い込みかもしれない。

香港の平均寿命が高い理由を検索しても、なかなか腑に落ちる説明にヒットしない。しいて挙げれば、公園や運動施設を増やす健康促進プロジェクトを香港政府が展開していること、65歳以上になると「長者カード」が支給されて病院やスーパーの割引など高齢者が生活しやすい環境が整えられていること、公立病院の診療費が低いことなどで、日本も参考にすべき点が多い。

その香港は、いま重大な岐路にある。中国政府による国家安全維持法の一方的な施行により、人権や独立性や自由な体制が奪われ、巨大なチャイナ・パワーに飲みこまれようとしている。長寿世界一の座も揺らいでいくのであろうか。

（２０２０年10月、レインボウ通信）

忘れえぬ役者

下関医療センターから歩いて数分のところに史跡「高杉晋作終焉の地」があるが、もう一人、病院のすぐ近くの地にゆかりのある著名人がいる。今浦町で生まれた松田優作である。

11月６日は松田優作の命日だ。若いころから彼を追っていた私にとって、その突然の訃報はあまりにも衝撃だった。今でも命日が近づくと胸に迫るものがある。

優作はデビュー後すぐに勝ち得たスターの座に安住することなく、常に新たなステージに挑戦していった。40歳という若さで逝ってしまったのは、身を削るようにして演技を磨き続けた末の帰着だろうか。複雑な生い立ちゆえのコンプレックスをかかえながら、ストイックに駆け抜けた俳優人生は、クールそのものだった。

下関駅にほど近い、通称マルハ通りの一画に、下関にいたころの優作が通いつめた食堂「大阪屋」があり、何年か前に訪ねたことがある。

いかがわしい看板の並ぶ周囲に埋もれるように建つ年季のはいった店構えと、それを切り盛りする老夫婦。優作がよく注文したというチャンポンをいただいた。野心を秘めた青白い炎を、爬虫類のような目の奥に灯しながら、優作もチャンポンをすっていたのだろうか。

（2020年11月、レインボウ通信）

コロナ禍の光明

中国武漢で新型肺炎が報告されたのが1年前。

それからというものCOVID-19に世界中が振り回され続けたが、収束どころか再拡大の局面のうちに2020年が終わろうとしている。新年を迎えるにあたって少しでも前向きな気持ちになれるように、この騒動で得たものを考えてみよう。

まず、感染症や公衆衛生について人々の知識と意識が格段に上がった。PCR、飛沫／エアロゾル、クラスター／オーバーシュート／パンデミック、実効再生産数、ＥＣＭＯ。これらは、コロナ前には一般市民にほとんどなじみがなかったはずだ。基本的防護の徹底と治療法開発の大切さを、市民が認識したことは社会的財産となろう。

数理モデルなるもののパワーを知ったことも大きい。西浦博京都大教授らが発信し続けた流行データ分析やシナリオ分析は、政策判断に大きく寄与した。人の行動の結果としてのウイルスの時間的・空間的拡がりは数学的に予測可能なのである。その数式は私にはほとんど理解できないが。

これらの経験は、危機にあたってはサイエンスに基づく合理的思考と判断が重要であることを教える。科学を軽視するリーダーに率いられ、世界最多の感染者を出し続ける某国を、我々は反面教師としなければいけない。

（２０２０年12月、レインボウ通信）

身もふたもない幸福論

新型コロナに明け暮れた２０２０年。巷にはコロナの情報があふれ、年が改まっても変わりそうにない。医師会報でもコロナ関連の記事をたくさんの会員から執筆していただいたので、ここではあえてその話題を避けてみたい。コロナのことが少しでも人々の口にのぼる機会の減る１年となることを願って。

採り上げるのはベストセラー『サピエンス全史』（ユヴァル・ノア・ハラリ著、河出書房新社）。示唆に富むところの多いこの1冊では、ホモサピエンス20万年の通史が記された後の終盤に次のような論旨が展開される。

長きにわたる人類の営みは、主に幸福の追求のためにあった。しかし、幸福感の度合いは個々の体内の化学物質（セロトニン、ドーパミン、オキシトシンなど）の種類と多寡で決まるのであり、幸福感とはこれら物質をやり取りする神経やニューロンやシナプスの生化学的プロセスに過ぎず、外的要因は決定的要素ではない。

それをふまえて出された命題が、現代人と狩猟採集民とを幸福度という尺度で比較すると、どちらに軍配が上がるかというもの。現代人がより幸福とは言えないというのが著者の判定だ。幸福感の現出は体内の化学物質によるのだから、両者の感じる幸福に質的差異はないのであり、量的差異は個人差に帰するというのがその理由。

むしろ、狩猟採集民はそれ以後の人類より幸福であったかもしれないとさえ言う。なぜなら、狩猟採集生活から農耕・牧畜生活、さらに工業社会に移行することによって、人類は土地に縛られ、労働時間が増え、種類の面でも栄養の面でも劣る食糧を摂取せざるを得なくなり、疾病罹患や戦争の機会が増えたからだ。最後に著者は問う。「人類の進歩は、はたして幸福をもたらしたのか」と。

なんとも身もふたもない話ではある。真実であるならば、この矛盾に我々はどう折り合いをつけたらよいのだろう。

ひとつには、個人の幸福と世界のそれとは別次元のものと割り切ること。周囲の状況がどうであれ、個人的な幸福を手に入れることはできる。貧困の中でも、戦場のただ中でも、死ぬ直前でも人は幸福を感じられるとすれば、これは悪い話ではない。

もうひとつは、歴史はより良い方向に向かうものと考えるのは幻想であると理解すること。現代においてなお多くの課題が山積するばかりか、環境問題や資本主義の限界など克服が疑問視される難題をかかえる現実をみれば、それは明らかだ。ホモサピエンスに明るい未来は保証されてなどいないのである。

一方で、死亡率（特に新生児）の減少や大規模戦争の長期消滅など、人類の知恵と努力の成果と評価できることも現実にある。世界の人口が増え続けていることがその証左だ。

世界を織りなすものは玉石混交であり、それは過去も未来も変わらないと捉えつつ、個人的な幸福を探求する。これが賢明なスタンスではないだろうか。

（２０２１年冬、下関市医師会報 №３２４）

第3波の中の年末年始

新型コロナ第3波は大都市から地方に及び、山口県でも2019年12月後半から陽性者が急増。当院も「いつもと違う」緊張感の中で年末年始連休に臨んだ。

まず、陽性者入院受け入れ枠を拡張した。感染症指定医療機関である市民病院の受け入れが逼迫してきたからである。半年以上前から準備してきたこともあり、12月28日稼働にこぎつけることができた。

入院患者・老健入所者には面会制限強化、外泊外出禁止をお願いした。利用者サービス低下となるも致し方ない。面会はオンラインのみとしたが、これが好評で、たくさんの方に利用していただいている。

発熱患者などコロナ疑いの救急受診が殺到する懸念があったが、そのようなこともなかった。これは休日当番や発熱外来を担った下関市医師会のご尽力が大きかったと思う。

連休中の当院のコロナ陽性入院患者は最大6人であった。うち1人は肺炎で救急入院後に陽性が判明したケースである。中等症に進み、転院を市民病院が円滑に受け入れていただいたことにお礼を述べたい。

振り返ってみて、少なくとも当院では大きな問題なく連休を終えることができたことを関係諸方面に感謝申し上げる。有事には国や地域の底力が試される。これまでのところ、下関市の医療体制は確かに機能している。

（2021年1月、レインボウ通信）

古希3様

2月1日は当院の前身・下関厚生病院の創立記念日だ。終戦間もない1950年の開設である。当時の出来事を検索すると、同じ日に下関出身の歌手・山本譲二氏が生誕している事実にあたった。妙な縁である。

同氏とは、肝炎啓発キャンペーン「知って肝炎プロジェクト」のサポーターを務めていらっしゃる関係で、6年ほど前にお会いしたことがある。昭和の演歌歌手らしい、元気ギラギラの印象であった。サポーターはありがたいけれど、毎日アルコールをたしなみ、肝炎検診をまだ受けていない事実を知った時はたまげた。

山本譲二氏誕生の8日後、防府市で作家・伊集院静氏が生を受けている。伊集院静氏と言えば夏目雅子さんの夫としても有名だが、彼女亡き後、これまた女優の篠ひろ子さんと再婚。美女を惹きつけるだけの魅力ある人物なのだろうが、世の中不公平だとつくづく思う。

お二人とも古希を過ぎてなお、歌に文筆にと、変わらずお元気な様子だ。満70歳となった当院も、負けてはいられない。人はやがて衰えていくが、組織は努力次第で若返り強靭になりうる。

そう信じて、新たな歴史を刻んでいきたい。
（2021年2月、レインボウ通信）

日本の財政、再建済み？

全国の多くの病院で収益が低下し、老人福祉介護事業の倒産が過去最多となるなど、コロナ禍が医療介護業界に大打撃を与えた2020年度が終わろうとしている。幸い、当院は黒字で終えそうだが、これは空床保証などコロナ関連補助金のおかげであることは否定できない。正当な対価と捉えつつも、コロナ対策と地域医療維持のために、いっそう有効に活用すべきと考えている。

この1年間、感染対策と経済維持という、本来矛盾するかじ取りのために政府は多額の歳出を積み上げてきた。コロナ禍前から日本の財政はすでに危機的であったはずだが、大丈夫なのだろうか。実際、2017年の日本の純債務残高対名目GDP比は151・1パーセントであり、これは比較しうる88か国中2番目の高水準である。当時盛んだった財政破綻の議論はどこかに飛んでしまったような感がある。

最近読んだ本に興味深い記述を見つけた。「マスコミは債務総額一〇〇〇兆円ばかり問題にするが、これは貸借対照表の意味が分からないド素人の意見。政府が持つ資産と負債を相殺すれば純債務はゼロ。実は日本の財政再建は二〇一八年時点ですでに終わっている」（上念司著『経済

で読み解く日本史　室町・戦国時代』飛鳥新社）。

いま注目のMMT（現代貨幣理論）とは別の理屈で、わが国の財政は心配なしということらしい。これホント？　誰か教えてくれないかなあ。

（2021年3月、レインボウ通信）

スーパーブルームの希求

アメリカ・カリフォルニア州中部にあるデスバレーは、世界で最も暑い場所のひとつとされている。年間降水量が50ミリしかなく、流れ込む川の水は砂に吸い込まれ、大地は乾ききっている。砂漠が広がり、塩湖が点在する景観は荒漠そのものであり、生物にとって過酷な環境だ。

そのデスバレーに信じられないような景色が現れる瞬間がある。およそ10年に1度、まれに降る大雨のあと、草木がいっせいに芽を吹き、カラフルな花の絨毯が一面を覆うのだ。スーパーブルームと呼ばれるこの現象、それは見事な光景らしい。死の谷に埋もれている植物の生命力には驚かされるばかりだ。

デスバレーのような組織や人間関係がまわりにないかと、うがって考えてみる。活力を無くしたそれらも、時機を得て栄養が与えられれば息を吹き返すかもしれない。地中の種の一粒一粒は人のマインドであり、組織のポテンシャルだ。種子の生命力を信じてあきらめない。リーダーはそうありたいものである。あれ、なんだか花咲か爺みたいだ。

＊　＊

この1年もの間、地域医療構想をとりまく状況は、あたかもデスバレーであった。国も自治体も医療界もコロナの対応に追われ、とても地域医療構想を議論する環境にはなかった。だが、ＣＯＶＩＤ－19感染症の実態が徐々に見えてきて長期化の覚悟を強いられる今、そろそろ地域医療構想に水をやる時期にきていると思う。

それどころではない、コロナ収束まで一旦議論をストップさせるべきという意見もある。しかし、コロナ禍で明らかになったのは、むしろこれまでの地域医療構想の議論が遅きにすぎたことではなかったか。

病院や病床がたくさんあっても柔軟に対応できない、機能や配置がばらばらの医療資源を有効に配分できない、そしてなによりも指揮命令系統が不明確である、など。

あらゆる課題が平時の備えの脆弱さに起因しており、その備えこそが地域医療構想の一環であろう。コロナ対応と地域医療構想とは別物と捉える見方自体が誤っている。

地域医療構想と言えば、病床削減や病院再編といったデリケートな議論にとかく目が向きがちであり、ステークホルダーたちの神経を逆なでする。しかし、議論の本質はそこにはなく、地域連携の構築こそにある。この1年あまりのコロナの協議や連携は、実は地域医療構想そのものと言える。

＊　＊

先日、地域医療構想に関する市民向けシンポジウム〝知っていますか？　下関の医療の現状と将来〟が開催された。

そこでの厚労省医政局・長谷川学氏（元下関市保健部長）の発言、「コロナは社会の人口構成を変えるには至らなかった」が印象に残った。

ペストは14世紀のヨーロッパの人口を3分の1も減少させた。天然痘はインカ帝国滅亡に多大な影響を与えた。COVID‐19はそれほどの脅威ではないということ。であるならば、コロナごときで従来の施策の歩みを止めるわけにはいかない。一旦は干上がった大地に再び水をまき、スーパーブルームを待つ。その1年にしたい。

（2021年4月、レインボウ通信）

源平合戦考

新型コロナ第4波は、昨年に続いて「しものせき海峡まつり」の主要なイベントを中止に追いやった。残念なことである。

海峡まつりの由来は、言うまでもなくこの地が源氏と平氏との最終決戦地であったことにある。

この源平合戦。その後の歴史を見ると、結局なんだったのかという思いにかられる。というのは、勝利し鎌倉幕府を開いた源氏の政権はわずか3代で途切れ、後を継いで100年以上も執権政治を行った北条氏の祖先が平氏だからだ。

その後の武家政権支配者が源氏か平氏かの視点でながめると、なお興味深い。

足利氏（源氏）、織田氏（平氏）、明智氏（源氏）、豊臣氏（平氏）、徳川氏（源氏）と、きれいに源氏と平氏が交互に並ぶのだが、これにはからくりがある。室町時代ころに、武家政権は源氏と平氏が交代で担うという一種の都市伝説（源平交代説）が広まり、ときの権力者がそれに寄せた結果であるらしいのだ。

実際、もともと藤原氏の子孫を名乗っていた織田氏が、信長のときに平氏に鞍替えした史実があるように、戦国時代以降の武士の家系はあやしいものが多い。極めつけは下層民出身で出自が不明確な豊臣秀吉である。

（2021年5月、レインボウ通信）

有事の心構え

コロナ禍は第4波のままにワクチン接種というフェーズに入ったが、この事業には各自治体の巧拙が目立つ。山口県はというと、医療従事者への全国接種率30パーセント台という5月中旬の時点で、90パーセント以上完了という優秀な成績であった。大都市圏の困難さは理解できるが、必ずしもそれだけが理由とは言えない。山口県と同規模人口でも低接種率の地域があるからだ。

この差はどこから来るのか。他地域の実情を詳細には知らないので、下関市に限ってこれまでを振り返り、私見を述べてみる。

下関市では、コロナ禍早期から保健部と医療関係者との間に良好な連携を築くことができた。それを仲介したのが市医師会、とりわけその中のプロジェクトチームである。チームメンバーと下関市とでメーリングリストなどでリアルタイムに情報を共有し意見交換を日々積んだ。これが大きかったと思う。

この連携においては当事者たちが少しだけ前のめりになることがキモであろう。例えば、個々の提案に医療関係者が難色を示しても、下関市側は引くことなく粘り強く交渉する。一方、医療関係者側は半歩も一歩も前に進んで余力を提供する。この関係性とムードが下関市では醸成できたと思うのである。

コロナ禍は有事であり、戦時や大災害と変わらない。平時の論理を持ち出して消極的姿勢にならないことが必要である。ミサイルが飛び、洪水が迫っている時に普段のやり方は通用しない。

（2021年6月、レインボウ通信）

きょうびの野球

昭和世代にとって、野球は生活に密着した特別なスポーツであった。とりわけ筆者のように中学校野球部に所属し、プレーヤーのはしくれであった者は、野球に対してなにかしら一家言を持っているものである。

それが昨今の変わりようはどうだ。TV中継のカウント表示の順序がストライク・ボールであったのが、いつの間にか逆になっていることからしてそもそも違和感なのだが、事態はもっと深刻だ。

たとえばピッチャーの球種。シュートなどはすでに死語で、ツーシーム、カットボール、スプリット、スラッター、スラーブ、ジャイロボールなど漫画の世界のような変化球が繰り出されてわけがわからない。ストレートでさえ正確にはフォーシームと呼ぶのだそうな。

衝撃的なのはフライボール革命だ。昭和のオジサンたちは、バットはダウンスイングあるいは水平に振るのが基本と教えられ、ライナー性の打球を飛ばすことが理想であった。

これが実はそうではなくて、安打確率や本塁打確率のデータから、フライを狙った方がトータルで結果が出るということが示されたのである。このためメジャーリーガーはこぞってフライを打とうとする。見よ、大谷翔平のアッパースイングを。

テクノロジーの進歩と情報の集積によって常識は塗りかえられていく。知識は常にアップデートする必要ありという教訓。

（２０２１年７月、レインボウ通信）

視覚障害者の世界

あまたの混乱とコロナ拡大の中で行われた東京オリンピックはどうにか無事に閉幕し、世間はパラリンピックの準備に追われている。

パラリンピックでは特別に応援したい選手がいる。視覚障害者柔道女子57キロ級の廣瀬順子さんだ。理由は私の大学同級生のお嬢さんだから。リオ・パラリンピック銅メダリストであり、夫の廣瀬悠《はるか》氏も男子90キロ級に出場する。

パラリンピックにちなんで、障害者への見方が変わる1冊『目の見えない人は世界をどう見ているのか』（伊藤亜紗著、光文社新書）をご紹介。

そこには、視覚障害者とは〝単に健常者から視覚情報が抜け落ちた状態の人〟ではなく、視覚無しで成立している世界に生きているという事実が記されていて、次のように例えている。〝四本脚のイスから脚を一本取ってしまったら、その椅子は傾いてしまい不安定となる。しかし最初から三本脚のイスは安定した状態で立っている。視覚障害者はもともと三本脚のイスのような状態〟であると。それは想像以上に豊かな世界であるらしい。

見えているといっても、結局は脳の視覚野で再構成されたイメージを見ているに過ぎない。視覚障害者も同じことであると考えれば、そこには完結した視覚世界が存在しても不思議ではない。

（2021年8月、レインボウ通信）

濃密な夏

なんと濃密な夏だろう。

盛り上がりと批判の間を振幅しつつ東京オリンピックは閉幕した。パラリンピックまでしばし一息と思いきや、梅雨の再来と見まがう長雨が日本を水浸しにして、熱海の土石流の残像も消えやらぬまま、いくつもの水害が全国に発生した。海外に目を向ければ、あっという間のアフガニスタン政権崩壊とその後の大混乱。締めくくりは菅首相の退任か。

そして、言わずもがなコロナ禍である。

第5波は過去最大のビッグウエーブに成長した。切り札のはずのワクチンで集団免疫が得られるのか雲行きがあやしい。当面、医療崩壊回避を肝に銘じて、さらなる長期戦を覚悟するしかなさそうだ。

長期戦を乗り切るには、合理的判断を損なわないために、安定した精神状態を維持するしかけを社会と個人が持つことが必要である。その意味で、東京オリ・パラは有効に機能したのではないだろうか。ひとときの人々の気持ちを上向かせ、なによりも選手たちの「開催してくれてありがとう」の言葉は、日本国民の払った多大な負担をいくらか軽くしてくれたように思う。

当初、東京オリ・パラ開催に懐疑的であった私の今の心境は、「ナシよりのアリ」というところだ。

（2021年9月、レインボウ通信）

維新にまつわる周辺の史跡

コロナ禍によって多くの催しが延期・中止に追い込まれているが、下関の資風祭（しふうさい）もそのひとつ。今年も開催が見送られたようだ。

資風祭は幕末の豪商・白石正一郎を顕彰する目的で、彼の命日に合わせて毎年執り行われてきた。開催地の白石家邸宅跡が下関医療センターからほど近いこともあり、お招きいただき出席したのは、もう数年前のことだ。

白石正一郎は私財を投げうって幕末の志士や長州藩を資金面から援助したが、その原資は廻船問屋で営んだ海運業の利益であった。かつて赤間関と呼ばれた下関は、江戸時代の国内海上輸送ルート西回り航路の要衝であった。この地の利を生かして得た資金があったからこそ、長州藩は維新を成しえた。

長州藩庁は萩にあったため、下関に飛び地の藩領を持った。現在の新地や今浦町あたりである。その周辺に越荷方（こしにかた）と呼ぶ拠点を設置し、廻船で運ばれる産物の集荷・保管や金融業など手広くこつこつと商売を行い、来るべき倒幕に備えたのである。

越荷方跡地は南部町・西尾内科胃腸科前に見ることができる。また長州藩士の出先機関である新地会所跡は広崎内科小児科医院横に残っている。コロナ禍で遠出が難しい今、手近な史跡めぐりをしてみるのもいいだろう。

（２０２１年10月、レインボウ通信）

コロナ禍から見える地域医療体制危機解決のヒント

日本経済新聞（２０２１年10月23日）は、都道府県別の新型コロナウイルス対応ランキングを発表した。「医療」、「ワクチン」、「検査」の３つの視点からスコア化し合計点で評価。トップから福井、山口、島根、和歌山、長崎、鳥取、徳島……と、ワクチン高接種率を誇る山口県は堂々の２位という結果であった。

一方、大都市をかかえる都道府県の多くは下位に沈んだ。医療資源が豊富であるはずの大都市圏の医療体制は、実は有事には脆弱であることが示されたと言える。ハードが整っていることとそれが有効に機能することとは別であり、重要な示唆を与える。

地方の医療危機が言われて久しく、その原因に医師の不足や偏在が挙げられる。しかし医師数確保がそのことへの最優先の対策たり得るか、コロナ禍における大都市の苦闘ぶりは我々に再考を促している。

医師確保はピースのひとつではあるが、十分条件ではない。有事には、柔軟で機動的な体制と、それを可能にする指揮命令系統が求められる。これらの構築とメンテナンスはハードの整備以上に大切であろう。

地方にとって都会は羨望の対象だ。だが隣の芝生は青く見えるものであり、1枚はがせば、その下の苗床は粗悪かもしれない。生きのいい芝生を育てるには、日頃からの土壌改良と維持が欠かせない。

（2021年11月、レインボウ通信）

白土三平の功罪

2021年に逝った著名人の中に漫画家・白土三平がいる。

代表作「カムイ伝」を若い頃に数回繰り返して読んだことのある私は、その訃報を複雑な想いで聞いた。というのも、彼が描いた江戸時代の農民は虐げられ貧困に苦しむ下層民であったが、どうも史実と異なるらしいからだ。この農民像が定着したのは白土氏の影響が大きいと言われている。「士農工商」という用語も最近の教科書から消えつつある。

たとえば、「水呑百姓（みずのみびゃくしょう）」にどんなイメージを抱くだろうか。田地を持たない小作人で、水しか飲めない貧しい人たちと多くが捉えているのではないか。実際は中世以降、農民を含めた民衆は米作以外の多様な生業（漁業、職人、製塩、鉱山経営、商売、運送業、金融業など）に携わっていたことが近年明らかになっている。水呑百姓も例外でなく、むしろ土地に縛られない自由さゆえ、様々な分野に進出し、必ずしも貧しい生活ではなかったらしい。

一部の著名人の影響で偏った見方が大衆に固定化される。有名なのは司馬遼太郎だろう。いわゆる「司馬史観」によって、多くの日本人の歴史観や歴史上の人物像がリードされ定着している。もっとも当の作家たちはフィクション、エンターテインメントとして作品を出しているのであり、実際に司馬遼太郎自身もそう述べており、ゆがんだイメージを持つのは受け手側のリテラシーの問題とも言える。その証拠に、司馬氏の代表作「竜馬がゆく」の主人公の名前には、実在の人物（坂本龍馬）とは異なる漢字が当てられているではないか。

（２０２１年12月、レインボウ通信）

火星の風景

２０２１年は記憶に残る出来事が例年にまして多かった。コロナ禍に加えて、国家的イベント、政変、事件・事故、自然災害と重大事が絶えることがなかった。年末まで１か月半を残す本稿執筆時、まだ何か起きそうな不安が消えないのもむべなるかな。

気持ちが安らぐことの少なかった１年の中にも、世事を離れた気分にさせるニュースもあった。ＮＡＳＡが配信した火星の画像である。はるか６０００万キロ以上離れた場所の鮮明な映像を、今やＹｏｕＴｕｂｅで手軽に鑑賞できる。

火星の光景はどこかなじみ深い。荒漠の中にも起伏ある大地、山々のなだらかな稜線、ちらばる岩石など、砂漠や火山や中東あたりの荒れ地を連想させて、地球上のどこかと言われても違和感がない。無味乾燥な月面と比べて親しみやすいのは、ひとつには色彩があるからだろう。これは火星に大気がある証拠であり、大気はさらに風となって様々な造形を地表に残す。起伏のある複雑な地形や地層は、かつて液体が存在した痕跡でもある。かくも地球と火星は似た衛星であるのだ。

とはいえ、緑豊かで生命にあふれる地球とは大きく異なる。太陽系の長い歴史の過程で、それぞれの運命を分け、地球が今の環境を獲得し得たのは固有の好条件がそろっていたからである。それはざっと次のようなものだ。タネ本は『生命の星の条件を探る』（阿部豊著、文春文庫）。

地球と太陽が共にほどよいサイズであり、両者がほどよい距離にある。

上記条件によって、大気が地球上空に保持され、H_2O が液体として地表に存在し続けられる。

（つまり海がある）

地面が動いている。（プレートテクトニクス）

大陸が（海底だけでなく）陸地として存在している。

大気中の酸素が太古から現在まで段階的に増えてきた。

月の存在が地球の環境変動の大きさを緩衝している。

巨大な木星のおかげで、地球への彗星の落下頻度が減る、など。


絶妙なバランスと偶然の結果として地球に生きている我々は希少な存在と言えよう。地球外生命体との遭遇はそう簡単なことではないようだ。

この地球環境は未来永劫に保証されてはいない。２０２２年こそはコロナ禍が終息してもらいたいものだが、アフターコロナでは環境問題が必ずや最重要課題となることを覚悟すべきだろう。

火星はかつて地球のように温暖湿潤な星であったかもしれないが、今では生命が存在できる環境ではない。現在の火星は太古の地球に近いのだろうか。それとも未来の地球の成れの果てなのだろうか。

小首をかしげるようにカメラを向けてたたずむ火星探査機キュリオシティの姿は、そんなことを考えながら、なんだか深い思索をしているようだ。

（2022年冬、下関市医師会報 №328）

日経の違和感

私が毎日購読する新聞は日本経済新聞だ。子供のころから読み親しんできた某紙が従軍慰安婦問題で失態を演じたことを機に切りかえたのである。その日経だが、経済関連の情報量はさすがと感じる一方で、読んでいて引っかかるものがある。

それは、「成長、拡張、右肩上がりこそ正義」、「絶えざる革新とイノベーションが不可欠」というメッセージ、つまり資本主義を肯定する思想で作られていることだ。経済を専門とするメディアなのだから当然とはいえ、しっくりこない感情をひきずりながら読んできた。

この違和感があながち的外れでなかったという想いを裏打ちするのがコロナ禍と環境問題である。ここ数年の最重要課題となったこれらの問題は、資本主義の正当性と普遍性に疑問を投げかけ、拡張一辺倒のやり方にブレーキをかける。

成長と持続可能性、ふたつの潮流の間で、2022年も世界はもがき続けることだろう。

わが医療界に応用してみよう。技術革新の営為は不可欠としても、医療・福祉に求められるものと、資本主義の理念とは必ずしも親和性が高くない。

個々の医療機関が、おのが利益を追求し事業を拡張することを是とする姿勢は、見直す時期にきていると思うのだがどうだろうか。

（2022年1月、レインボウ通信）

物理学の勝手な解釈

余暇を自宅で過ごすことが多くなった今日この頃。読書量が増え、物理学の一般書なんぞに手を出してみるものの、文系の頭ゆえ、どこまで理解できているかはあやしく、物理法則を実社会に投影してみたりと、あらぬ方向に思考がさまよう。たとえば……

・　相対性理論

自分と他人とは異なる時間が流れており、別々の世界を生きている。よって、他人を理解しようとか、自分を他人にわかってもらおうなどと期待しないことだ。

・　不確定性原理

位置と速度のように、物質には同時に測定できないペアがあり、測定する行為自体が系に影響を与える。部下がちゃんと仕事をしているかどうか上司が確かめようとした途端、部下は言動を変えてとりつくろう。勤務態度の本当のところは結局わからない。

- 熱力学の法則

物質は時間が経つにつれてエントロピーがより大きな状態、つまり無秩序に向かう。コロナ禍で行動自粛を要請されても、がまんできずに街に繰り出し旅行に出かけてしまうのは、理にかなった行動である。

- 宇宙の終焉

環境問題の克服に失敗して地球に住めなくなっても、他の星に移住する手がある。太陽の寿命が尽きても、太陽系の外に移住先を求めることができる。ところがところが、ヒッグス粒子や暗黒エネルギーの研究によって、宇宙にも寿命があるかもしれないことが分かってきた。宇宙が終わるとは、この世界そのものが消滅するということ。どのみち人類はいつか滅びる運命であることを前提に、わが人生を見つめ直してみる。

（２０２２年2月、レインボウ通信）

エッセンシャルワーカー

コロナ禍によって浸透した用語はたくさんあるが、エッセンシャルワーカーもそのひとつ。日本語にすると、〝必要不可欠な労働者〟あるいは〝社会機能維持者〟。おお、なんと誇らしい響き。身を削って働いている医療従事者の辛苦も少しは報われようというものだ。

一方で、必要不可欠ではないこと、不要不急のことも実は大切であることをコロナ禍は示してもいる。社会の潤滑油としてノンエッセンシャルは必要であり、経済はいくばくかのムダとぜいたくで回っている。効率性だけを追求すれば、経済は縮小しＧＤＰは伸びない。

食事を例にとってみよう。先進国のフードロスは目に余り、世界レベルでの食糧供給不均衡は解決すべき課題ではあるが、必要最小限の質素な食卓が毎日続くことはやりきれない。ムダとぜいたくは文化の肥やしであり、それをそぎ落としたらフランス料理も中華料理も今のようには進化しなかっただろう。

「ムダを許容し豊かさを追求する社会」ＶＳ「循環型社会とＳＤＧｓ」。

この二律背反にどう折り合いをつけるか、悩ましい問題だ。

（２０２２年3月、レインボウ通信）

働き方改革の奔流のうちの本流

映画を観るたびに気になるものがある。キャストやスタッフなどの名前が延々と流れる、あのエンドロールだ。大作や長編でおびただしい名前が連なるのはもちろん、低予算作品でもけっこうな数にのぼる。

つい心配する。この人件費は相当なものではないか、すみずみまでギャラはちゃんと支払われたのだろうかと。ヒットすればいいが、コケたら大赤字を計上するであろうことは想像に難くない。

約束どおりのギャラがもらえない人がいたとしたら、とさらに考える。クレームを述べ訴訟まで起こす人がいる一方で、にっこり笑って何も言わない人もたくさんいるように思う。作品に関わることができたことで、もう満足するような人たちが。

そもそも労働の対価としての妥当な報酬はいかほどのものか。映画製作は多大な労力を必要とし、俳優やスタッフの苦労は相当なものだろう。高額ギャラの大スターはいざ知らず、多くの人は報酬との釣り合いを考えていたらやってられないのではないか。

だからこそ、ひとつの作品は映画に愛情をいだき、対価にこだわらない人たちの熱意と献身によってできあがっていると信じたい。観てよかったと思う作品であればあるほど。

今、日本全体で働き方改革が進められている。

医療界も、時間外労働上限規制が義務化される２０２４年に向けて、体制作りに追われている。新型コロナ対策を最優先としながらも、働き方改革の工程が粛々と進行中だ。今年度は、全国の病院にとって勤務形態の方向性を決める大切な1年となるはずだ。

医師も労働者である以上、守られるべき権利を持つ。労働生産性を上げることも求められる。

また、多様な生き方を認めることが現代のトレンドであり、キャリアデザインは個人の人生観や職業観に沿ったものであるべきだ。かくして働き方改革は国策となった。

とはいえ、真にすばらしい仕事、後世に残るような業績を成し遂げ、いっぱしの医療人となるには人一倍の努力をしなくてはならない。これは時代のトレンドとは別に、古今東西普遍的な事実だ。

定められた労働時間の外で、労働生産性を度外視して働いて得られた成果にこそ、価値と優位性が生まれる。これに費やされる時間は、働き方改革の文脈では自己研鑽にあたる。自己研鑽とは、「上司の指揮命令の下に置かれている時間以外に行われるもの」とされる。自らの意思で行う点がキモであり、そこには強制感や義務感は生まれにくい。

多様な働き方を尊重するからこそ、より高みを目指して仕事に没頭するキャリアデザインも選択肢のひとつである。その努力が結実した先には、まわりとは違った景色が広がっているはずだ。働き方改革においては、このメッセージを後進に伝えることを忘れてはならない。

映画のエンドロールを余韻にひたりながら目で追うのは、ひとつの至福である。そこに流れる名前たちに敬意を払いつつ、熱意と大志をいだく良質な医療人がたくさん育つことを願う。

（2022年4月、レインボウ通信）

水野英子のこと

先日亡くなった藤子不二雄Ⓐこと安孫子素雄氏についてネットサーフィンしていると、思わぬ事実に行き当たった。

昭和のマンガ界を彩る作家を数多く輩出したことで有名なあのトキワ荘の住人に、水野英子という紅一点がいた。それがなんと下関市上新地出身だというのだ。当院のすぐ近くではないか。不覚にもその存在を知らなかった。以下、ネットから拾った水野英子女史の情報より。

手塚治虫の「リボンの騎士」が少女漫画の嚆矢とされるように、昭和30年代当時の少女漫画の描き手はもっぱら男性であった。

そこへ水野がさきがけとなり、彼女以後は女性漫画家による作品が少女漫画の主流となる。そのため水野は少女漫画の草分けとされ、女手塚治虫とも称される。残念なことに私は水野の作品を読んでいないが、彼女の影響を受け、あとに続いて花開いた竹宮恵子や萩尾望都などはよく知っている。

けっこう破天荒な半生をおくった後に、現在も健在で創作を続けていらっしゃるようだ。当院周辺ゆかりの著名人として、高杉晋作、白石正一郎、松田優作、田村淳と並べて、水野英子を記憶にとどめたい。

（2022年5月、レインボウ通信）

新地の遊郭

ゴールデンウイークの「しものせき海峡まつり」。コロナ禍のため変則開催となって、もう数年となる。２０２２年も先帝祭上臈道中の一般公開は中止されたようだ。

上臈道中の当日朝、休日出勤していると、雅楽の音色が外から聞こえてくる。上臈道中に出発する太夫を送る儀式が、伊崎町西部公民館前でとりおこなわれ、そこから流れてくるのである。5月の個人的な風物詩が聞けなくなって久しい。

西部公民館前がスタート地点なのはなぜか。

ひとつには入水した安徳天皇のご遺体が上がった場所とされているから。もうひとつは、その界隈がかつて遊郭街であり、平家一門の女官が遊女に身を落とした歴史に連なっているからである。

新地の遊郭は、幕末の志士たちが闊歩した舞台でもある。高杉晋作が遊郭で見染め晩年まで連れ添った芸妓「おうの」が有名だ。晋作の死後、おうのは晋作を弔うための住居を与えられ、尼となって余生をそこで暮らした。今の東行庵である。

晋作には「雅子」という正妻もいた。晋作は倒幕で飛び回っていたため、雅子と共に過ごしたのは1年半ばかりであったという。雅子は東京に移って生涯を終えた。

晋作をとりまく正妻と愛妾への遇し方に、幕末当時の社会風俗がうかがい知れる。

（2022年6月、レインボウ通信）

福井行

働き方改革においては病院長も有給休暇をとらなくてはならない。

そんなわけで年休を利用して福井県に行ってきた。どうして福井かというと、私の祖父が曹洞宗の僧侶で、祖父も父も修業を積んだ総本山永平寺があるからである。子孫の務めとしていつか一度は、と思っていたのだ。

まず小浜を観光。アメリカ元大統領と同じ名前に似合わず、この町の歴史は古い。京都が間近にあり若狭湾に面した立地から、日本海で採れた海産物を都に届ける起点として栄えたのである。古刹や重要文化財が数多く残っていて見どころ多し。寺院を巡った後の夕食は、つつましく精進料理をいただいた。

さてメインの永平寺だが、残念なことに今ひとつであった。広大な敷地内で観光客が足を踏み入れられる場所はわずか。お寺の外観はほとんど観ることができず、ひたすら館内を歩かされる。これがけっこうな距離と起伏の大きいルートで、とても疲れる。全体的に観光客に優しくない印象。禅寺なので過剰なサービスはいらないということか。それにしては客引きの立つ食事処や土産物屋が寺の前にたくさん並んでいたのが、ちぐはぐな光景であったが。

「行ってみたらがっかりした観光名所」のリストに永平寺を加えることとしたい。ご先祖には申しわけないけれど。

（2022年7月、レインボウ通信）

生存する意識

私が担当している入院患者に、低酸素脳症による遷延性意識障害の方がいる。覚醒しているが意思疎通はできない。

長年診てきたが、最近読んだ一冊の本（エイドリアン・オーウェン著『生存する意識』みすず書房）によって、こういった方への捉え方を考え直すきっかけを得たので紹介する。

著者によると、機能的MRIや機能的近赤外分析法などのテクノロジーを用いた研究の結果、「植物状態と診断された人の十五～二十パーセントは、外部刺激にまったく応答しないにもかかわらず、完全に意識がある」というのだ。

このエビデンスは、尊厳死、安楽死、リヴィングウイルといった終末期医療における倫理的問題の再考を迫る。さらには、意識の概念の研究分野にも新しい知見を加えるものだ。

いささかショッキングなエピソードも紹介されている。意識の無い患者に、元気であった時に大好きだった音楽を、家族がベッドサイドで繰り返し流した。その後、奇跡的に回復したその患者が母親に言った第一声は、「あと一度でもあの曲を私に聞かせたら、お母さんを殺すからね！」よかれと思ってやったケアが、患者には苦痛であったとは！

確かに、音楽を停める術を持たない患者が、同じ曲を毎日何年も強制的に聞かされるのはストレスにちがいない。ケアの常識も見直す必要がありそうだ。

（2022年8月、レインボウ通信）

リーダーシップ無き民主主義の迷走

新型コロナ第7波真っただ中の本稿執筆時、爆発的な感染拡大の一方で、入院患者数は高止まりで留まっている。感染者の大部分が自宅・ホテル療養しているからで、この部分の医療を担っているクリニック等の関係者に感謝申し上げる。

それにしても、わが国では感染の波のたびに医療や行政が逼迫するのはなぜか。原因のひとつがデジタル化の遅れにあることは間違いない。COVID-19関連デジタルシステムには、VRS（ワクチン接種）、HER-SYS（疫学情報）、G-MIS（病床利用）、COCOA（接触者アラートシステム）があるものの、これらが統合・連携されず、バラバラに運用されてきたことが問題だ。

諸外国はどうか。例えばフランスでは各情報を収集し共通化するサーバー（SI-DEP）が機能している。その中の接触者追跡調査アプリ（ＡｍｅｌｉＰｒｏ）は、実は日本のＣＯＣＯＡを参考にして作られたというからくやしいではないか。

技術で先行しながら有効に活用されない日本。他国との違いがリーダーシップの差にある気がしてならない。

新システムの稼働初期につきもののバグに敏感に反応しすぎ、苦情や批判に足がすくんでしまうことがしばしば。批判を抑え込み、少々のバグには目をつぶり修正しながら前へ進む突破力が必要だ。それには強いリーダーシップが求められる。これが欠けているのではないか。

中露などの権威主義が力を伸ばしつつある世界。リーダーシップ無き民主主義は権威主義に敗れるかもしれない。ことはコロナに収まらないのである。

（２０２２年9月、レインボウ通信）

Z世代

ヤンキーが減っているらしい。暴走族も減っているとか。

おとなり北九州市で毎年繰り広げられる成人式の荒くれっぷりを見ると、ヤンキー健在のような気もするが、中高校生にじかに触れる教師や塾講師たちが言うのだから、そう的外れではないのだろう。

もうひとつの現象がある。

大人や社会や常識に反駁する者のシンボル・尾崎豊の地位が、今ゆらいでいるというのだ。尾崎豊はもはや若者のアイコンではなくなりつつあるのかもしれない。現代が、反抗すべき対象が見当たらず、あえて対立軸を作る必要のない時代であることが背景にあるらしい。今どきの若者は盗んだバイクで走りだしたりしないのである。ヤンキーが減った一因はこれか。

Z世代と呼ばれる層がいる。Z世代とは、1990年代中盤から2010年代序盤に産まれた世代とされ、2022年現在16〜25歳の人たちが概ねこれにあたる。

医師の世界で言えば、この春に医学部を卒業した初期研修医たちがZ世代1期生だ。当分はZ世代たちが次々と医師の卵となっていく。迎える立場の我々には、彼ら彼女らの生態を知り、うまく接することが求められる。

Z世代の生態とは？

〝判断や選択の基準が自分軸である〟

〝生まれた時からSNSがある、いわゆるソーシャルネイティブである〟

〝がつがつせず自然体である〟

〝自己中心的でナイーブな反面、社会貢献への関心が高く、行動の軸のひとつになっている〟

ステレオタイプではわり切れない人物像がうかがえ、とりつくしまもないエイリアンのような存在ではない気がして安心する。少なくともヤンキーや暴走族たちよりは仲よくやっていけそうだ。

私のような引退まぢかの医者が安泰な老後をおくるためには、次世代の医師を立派に育てることが必要だ。そのためには若者を理解し寄り添っていかなくてはならない。

（2022年秋、下関市医師会報 №331）

介護老人保健施設

下関医療センター付属介護老人保健施設でCOVID‐19感染が発生し、利用者や関係者の方々に多大なご不便とご迷惑をおかけしたことをお詫び申し上げる。発生から2週間あまりで、ようやく終息した。

介護施設の感染は時間的、空間的に一瞬で広がる。入所者にマスク常時着用を義務づけるのが困難である上に、濃密なケアが必要とされるからだ。介護施設での感染防御徹底は現実的に難しい。

感染者がいずれも軽症で済んだのは不幸中の幸いであった。入所者も職員もワクチン4回目接種をすませており、迅速なPCR・抗原検査を行い、発症直後に抗ウイルス薬を投与できたことが大きい。この感染症にはワクチン接種、早期診断、早期治療が有効なのは明らかである。

当院の老人保健施設には60人超の入所者が暮らしている。この方たちの最も多い日々の訴えは疼痛だ。関節や骨の加齢性変化によるものがほとんどで、完治は望めない。疼痛をコントロールする技術がもっと進めば、老年期はずっと過ごしやすいものになるはずだ。

入所者は2階と3階に分かれており、認知症の程度のより強い方たちを3階に振り分けている。2階に比べて3階入所者の訴えがより少ない傾向にあるのは、苦痛の感度が低く、症状を忘れてしまうからだろう。

そのため、3階入所者の方が穏やかな表情をしており、日常が満足げである。認知症になるのも悪いことばかりではない。

（2022年10月、レインボウ通信）

藤沢周平

本をけっこう読むほうだが、数はさほど多くない。読むスピードがあまり速くなく、ページをかせげないからだ。かといって速く読まないといけないとも思っていない。ときおり目にする速読術とやらには冷ややかな視線をおくっている。読書の目的にもよるが、文体を味わいながら、じっくりと読みこむスタイルが自分には合っている。

こんな私でもスラスラと読み進められる文章もある。文字を追うスピードと、意味や行間を理解する時間とのずれが小さく、いくらでも頭にはいってくるような文章だ。難解な作品を拒むわけではないが、自身の能力とセンスに合った文体の作家を知っていることは、ひとつの幸せである。

私にとって、そのような作家の一人が藤沢周平である。

時代小説の大家である彼の作品は、昔の言い回しや風俗がちりばめられていても、まったくストレスなく読んでいられる。江戸時代安定期の下級武士や庶民、それに庄内地方の描写は、その文体に合っていて、心地よい読後感を残してくれる。

かねてからの念願であった藤沢周平記念館を、夏季休暇を利用して訪れた。山形県鶴岡市に建つ記念館は、平凡な生活を信条とし、つつましい生涯をとおした藤沢に似つかわしく、ひかえめで静謐な空間であった。

著作の多さに圧倒されたが、これからも一冊一冊ていねいに読んでいけばいい。余暇はそれだけで楽しいものになるはずだ。

（2022年11月、レインボウ通信）

社会の問題再考

従来議論されてきた社会問題も、その実態は日々変化している。過去の認識のままだと議論を誤ってしまう。情報は常にアップデートすることが必要だ。そういった例を挙げてみよう。

・日本は移民鎖国か

平成31年、在留外国人（短期滞在者を含まず）は過去最多となり、年間外国人受け入れ数はドイツ、アメリカ、イギリスに次ぐ世界4位。日本はすでに移民大国かもしれない。課題は、外国人が長く住んで働きたいと思える環境整備と、優秀な外国人材の獲得である。

・日本人の間の経済格差は拡大しているか

所得の不平等さの指標・ジニ係数は経年的に増加傾向にある一方で、ジニ係数改善度は緩やかに上昇している。このことは、所得の再分配機能が進んでいて、経済格差が拡大しているとは言えないことを示唆する。問題は格差の拡大ではなく、固定化にある。さらに懸念されるのは、若い世代の間に、格差を受け入れ、上昇志向が低下する傾向がみられることだ。

・日本は医療デジタル後進国か

コロナ禍は、わが国の医療行政のお寒いデジタル事情を露呈させたが、一方で膨大なレセプト情報を持っていることを忘れてはならない。調剤レセプトは99・9パーセント、医科レセプトは病院が98・9パーセント、診療所が96・9パーセント電子化されており（平成26年集計）、このビッグデータが充分に活用されていないことが課題。すでにデジタル化のインフラは準備されている。足りないのはやる気とリーダーシップだ。

（2022年12月、レインボウ通信）

2023年 年頭

「広い宇宙には膨大な数の星があって高度な文明をもつ生命体がいる可能性が高いと考えられるのに、人類と遭遇しないのはなぜ？ というのはよく語られる疑問だ。」

「フェルミのパラドックスだね。なんだい、突然。」

「この疑問への説明はいくつかあるけれど、知的生命体の存在を地球外に求めなくてはならないというわけではない。」

「と言うと？」

「我々が認識できないほどのミクロの世界に生命や文明が存在する可能性は否定できないということだよ。なんたって認識できないんだから。」

「ふむ。」

「実際に、今まさに世界が闘っているウイルスは電子顕微鏡が開発されるまで存在はわからなかった。そんな世界、いやもっと微小な世界のことはヒトにはわからない。」

「身近に高度な文明があるのならば、なんらかの情報が我々に届いてもよさそうだけど。」

「いやいや、彼らが人類と同じ情報手段を用いているとは限らないさ。5感や機器ではキャッチできないもの、たとえば短い波長の微弱な電磁波で交信していたら、ヒトには捉えられない。」

「うーむ。この世界で我々が知覚しているものは、ほんのわずかな部分でしかないということだな。」

「などと荒唐無稽な空想にふけるのも、コロナ禍、ウクライナ危機、世界的インフレと悩ましいニュースが年をまたいで巷にあふれていて、つい現実逃避したくなるからだ。とはいえ目の前の難問に向き合って今年もがんばっていかなくちゃだね。」

（2023年1月、レインボウ通信）

リーダーにおけるリケジョ

現代を代表する女性政治家に、サッチャー・英元首相とメルケル・独前首相を挙げることに異を唱える人はいないだろう。2人には科学者出身という共通点がある。サッチャーは化学者、メルケルは物理学者、つまりリケジョである。

文系と比べて、理系はより理性的、論理的に思考し、判断するパーソナリティを持つ。政治家にとって貴重なこの資質あってこそ、サッチャーとメルケルは、女性という少数派のハンデを乗り越えて、名を残しえたのだろう。

しかしながら、現実には各界のトップリーダーの多くは文系出身者で占められている。女性も少ない。しかも日本は世界的にみて、この傾向がより強い。なぜか。

思いおこされるのは、何年か前に問題となった某元総理大臣による「女性がたくさんはいっている会議は時間がかかる」という発言だ。女性蔑視の点から批判されるべきものだが、別の問題も透けて見える。

それは、ものごとを決める際に、平場での議論よりも、事前の（オジサン中心による）根回しを重視する文化が、わが国には隠然と存在することだ。この慣習に理系や女性がそぐわないことが、リーダー層への進出を阻む一因である気がする。

人口減少が進む将来、ダイバーシティを進めて、広く人材を求めることがますます必要になる。しかし見直すべき文化を変えていかなければ、優秀な人材をみすみす逃すことになるだろう。

（２０２３年２月、レインボウ通信）

現代の古い戦争

ハイテク戦争を特集したＮＨＫスペシャルを数年前に視た。

無人兵器や遠隔操作によって攻撃側にほとんど人的被害のない戦闘や、通信データから得られる位置情報やＡＩによるピンポイント攻撃が紹介されていた。近未来、いや既に現実になりつつある「スマートな戦争」への移行を警鐘する内容であった。

ところが、今のウクライナで起こっている惨状はどうだ。そこで行われているのは火力と兵力を動員して戦う「古い戦争」だ。兵士たちが血を流しあう戦場はスマートでもなんでもない。塹壕などというものは第一次世界大戦の遺物と思っていたが、いまだに掘られている。使用が懸念される核兵器も第二次大戦以来のものだ。古い兵器さえ不足しつつあるロシアは民間人やインフラ施設への攻撃を重ね、状況はより悲惨となっている。

ここでの教訓は、最新のテクノロジーは一様、一気には普及しないということ。ローテクとハイテクが空間的、時間的にまだらに分布しながら、世界は徐々に変化していく。これが普遍的な事実である。

わが国のデジタルトランスフォーメーションがなかなか進まないのもむべなるかな。ロシアが古い兵器に頼らざるを得ないのは経済的事情が大きい。であれば、わが国がハイテクを推進するには強い経済的基盤が欠かせないということになる。

（2023年3月、レインボウ通信）

スーパーブルームの予感

アメリカ・カリフォルニア州デスバレーに、およそ10年に1度現れるスーパーブルーム。不思議で感動的なこの現象になぞらえて、地域医療構想の状況を本欄で論じたのは、2021年4月のことであった。

当時、下関における地域医療構想の議論は停滞していた。時はコロナ禍の真っ只中、地域医療構想に取り組む余力はなかった。それでも人口減少と少子高齢化は容赦なく進む。目の前の危機に対応しつつ、未来を見据え、いつかは花々が芽吹き咲きほこることを信じて、今は乾いた大地に水をやりつづけるときだ。そんな想いを言葉にのせた。

経緯を振り返ってみよう。

ここ下関の高度急性期・急性期医療と救急医療は、主に4病院（市立市民病院、関門医療センター、済生会下関総合病院、下関医療センター）が分担・連携して担ってきたが、その非効率性が問題視されていた。将来のためには、抜本的な改革が必要であることは明らかであった。

これを踏まえて、2017年に下関医療圏地域医療構想調整会議が中間報告をまとめた。要約すると、「4病院を段階的に、十分な規模と機能をもつ基幹病院数施設に再編・集約することを目指す」というものであった。

しかし、ここから議論は総論賛成・各論反対の長き停滞フェーズに入る。

そうこうしているうちに、2020年にCOVID‐19パンデミックが発生。議論はいっそうペースダウンした。

転機が訪れたのは2022年4月。重点支援区域に下関医療圏が指定されたのである。

重点支援区域とは、地域医療構想における複数医療機関の再編統合について、国が技術的・財政的支援をする地域を指定するという制度。これを契機に議論が再加速した。そして、およそ1年後、4病院院長の間で一定の合意に達する。

その合意内容は調整会議で承認され、2023年3月に第2次中間報告として発表された。以下に要点。

- 現在の4病院体制を3病院体制に再編・統合することを検討する。
- まず、病院建て替えまでの時期が短く、立地が近接している下関医療センターと市立市民病院との統合の可能性を検討する。
- 統合後の下関医療圏の急性期医療体制は3病院で担いつつ、さらなる段階的な再編の必要性・可能性について、今後も協議を続ける。

これからステークホルダー達からいくつも賛否両論が出るだろうが、はっきりしているのは、今の体制が存続し続けるのはリスクが高いということだ。何も手をつけなければ、未来に大きな禍根を残す。最も大切なことは、この下関に十分かつハイレベルの医療を安定的に供給できる体制を後世に残すことである。利害を超えて。

スーパーブルームがおとずれる予感がする。砂漠の下で長い時を過ごし、今や芽吹こうとしている草木たちを大切に育んで開花を待つ。2023年度はその1年だ。

（2023年4月、レインボウ通信）

対価としての課金

岡田斗司夫という人物をご存じか。肩書はプロデューサー、評論家、文筆家など。

その岡田氏の配信するYouTubeチャンネルに1つの質問が送られてきた。

「岡田氏の動画を楽しんでいますが、無料のコンテンツだけで十分。さらに課金してまで視聴する気はありません。こんな自分はどうですか。」

こういうのを無課金勢とよぶのだそうだ。これへの岡田氏の返答。

「無料で視聴してもらって結構。有料会員はもっと深堀りした内容をみることができるが、無料で満足ならばかまわない。ただ、」

ここからの岡田氏の発言がふるっていた。

「例えば、僕はお店のクーポンを使わない。クーポンというシステムは、使う人と使わない人がいるから成り立つのであって、クーポンの必要のない人まで使いだすと、システムが崩れ、値上げをせざるを得なくなり、結局はクーポンを使うべき人の不利益になるから。」

さらに続けて、

「僕はたくさんの本を購入するが、読みたい本が図書館にあっても利用しない。なぜなら、その本に価値を見いだしているのならば、対価としてお金を払うべきと考えるからだ。買うことによって、著者の生計、ひいては出版界を支えることになる。図書館は、本への対価を払うのが困難な人たちのためにあるべきものだ。」

＊　＊

今年、日本医師会は最重要課題として組織力強化をかかげた。その1つとして、多くの医師に医師会活動への参加を促すために、医学部卒後5年間の会費減免を打ち出した。

正直なところ、これによって会員が増加するかは疑問である。減免期間が過ぎれば、多くは退会してしまうのが関の山ではないか。会員増のためにはさらなる策が必要と思うが、それはどういうものか考えてみる。

前提として、多くの若手医師や勤務医は医師会の活動をよくわかっていない。入会前の私自身がそうであったから間違いない。

医師会は多くの事業を担い、わが国の社会保障分野に少なからぬ貢献をしている。とりわけ郡市医師会は地域の保健行政に不可欠である。さらに、有事において医師会がいっそう必要とされることは、コロナ禍で示された。考えたくもない例えだが、戦争が勃発したならば、わが国の医療は医師会抜きには回らないことは想像に難くない。

平時でも有事でも医師会が必要であることを、しっかりと喧伝して浸透させる。まず、これが前提。が、まだ十分とは言えない。ここで冒頭の岡田氏の考え方を応用してみる。

岡田氏の主張は、必要なもの、価値あるものが存続するためには、そのコストを誰かが負担しなければならないということであった。日本国民ならば、医師であればなおさら、医師会の恩恵をいくばくか受けているはずだ。医師会を価値あるものと考えるならば、入会して「課金」するだけでも十分に意味のある行為である。たとえ自身が得る直接的な利益が薄くとも。このことを啓発してはどうだろう。

今、世間では個人主義よりも公の価値を重んじるトレンドに勢いがある。ＳＤＧｓ、パーパス経営、ＥＳＧといったキーワードが注目されているのはその表れだ。今どきの若者はＳＮＳを通じて多くの情報にさらされているためか、自分本位にみえて、社会貢献の意識は低くないとされる。そんなマインドをゆさぶることだ。

（２０２３年春、下関市医師会報 №３３３）

撤退戦としての地域医療構想

戦争遂行において撤退戦は重要だ。撤退すべき局面の対処を誤ったがために、甚大な被害を生んだ例を過去の歴史から見つけるのに困らない。

急速な人口減少、少子高齢化によって社会が縮小しつつある今の日本は、撤退戦を戦っていると言える。

戦後復興に続く高度成長期は、進軍ラッパ高らかに戦線を拡大する時代であった。その成功体験にとらわれ、後退を考えることなく、ぐずぐずと戦線に留まることは、いたずらに被害を拡大させることになる。

地域医療構想も撤退戦であり、病院の再編集約は戦線の縮小と捉えられる。とはいえ、そのあとが焼け野原となってはならない。撤退しつつ体制を再構築し、結果として市民にとって幸福なシステムとインフラが残る。そのような撤退戦にしなくてはならない。

さる2023年4月16日、下関市の地域医療構想について市民に説明する企画「地域医療に関するシンポジウム〜これからどうなる？病院の再編・統合〜」が開催された。参加いただいた市民の方々から多くの質問や要望が出されたが、急性期病院集約そのものへの反対意見はなかったことに安堵している。

今後も情報を発信し続け、市民を交えた議論を深めるつもりだ。拙速は避けるべきだが、スピード感ある計画推進が必要と考えている。

（2023年5月、レインボウ通信）

水俣病に寄りそった半生

大学卒業間近のころ、ひとりの同級生が私にぽつりと言った。「水俣には、まだ水俣病患者がたくさんいて、そのことは世間にあまり知られていないんだ」

水俣病？　小学生のころに学んだ公害病のひとつで、すでに過去の病気ではないのか。ピンと来ていない私に、彼は言い足した。「卒後は水俣で働こうと考えている」

同級生の名は高岡滋君。最近、彼の手による一編の本『水俣病と医学の責任・隠されてきたメチル水銀中毒症の真実』（大月書店）が上梓された。学生時代の言葉からおよそ40年。有言実行を貫いた信念に感服する。

水俣病という大変重いテーマに、長い間真摯に対峙する困難さは想像に難くない。地元のクリニックという場で、患者たちに寄り添い続けた姿勢に、医師としての矜持がうかがえる。

この書は、世間がいかに水俣病およびメチル水銀中毒症について知らないかを訴える。多くの水俣病患者が、今もなお救済されず埋もれている理由は、医学界と行政の不作為にあるという。当初、地元の医師たちによって水俣病の存在と原因は明らかにされた。しかしその後、行政と関わるにつれて、医師たちは追従し変節していく。その経緯は、同じ医師として自戒の念を起こさせる。

この著作がなければ、多くの事実が永久に世に出ることがなかったかもしれず、わが国の医療行政史に残る業績と讃えたい。同級生だからという贔屓の感情では、もちろんない。
（2023年6月、レインボウ通信）

マイナンバー騒動におけるデジャブ

ゴールデンウイークが明けて5類移行後、COVID-19が落ちついたままの時期の医療関連ニュースを埋めたのは、マイナンバーをめぐる問題であった。続出するトラブルで現場は混乱し、政府は説明に追われた。国民や医療現場の不満は軽視はできないものの、なんだかデジャブ感がある。いつか見た光景がコロナ禍にもあった。

コロナ禍では、VRS、HER-SYS、G-MIS、COCOAといったデジタルシステムが導入されたが、多くは満足に機能しなかった。デジタルのパワーよりも、国民の行動変容と、医療従事者や行政の献身的労働によって乗り切ったのである。

デジタルを使いこなせなかった一因が導入時のトラブルへの過剰な反応にあったと思う。

新技術の導入にトラブルはつきもの。バグを気にし過ぎて、足がすくんでいるうちに、システムは朽ちていく。作業をじゃまする小さな虫は振り払えばよい。トライ&エラーでとにかく前に進み、ブラッシュアップし続ける工程こそが大切だ。マイナンバーもしかり。

デジタル技術は、社会インフラが整っていない国に普及しやすいとか。安定した先進国の方が後塵を拝するというパラドックス。デジタルトランスフォーメーションには、ゆるさと軽さが有利なのかもしれない。

適応は適応能力を締め出す（戸部良一ほか『失敗の本質』中公文庫）。過剰な適応は柔軟さとスピードを奪い、その先には日本がしばしばはまりこむ陥穽、ガラパゴス化がある。

マイナンバーを見る目は厳しすぎず、しなやかに。

（２０２３年7月、レインボウ通信）

菅浦の湖岸集落

なかなか消化できない有給休暇をひねり出して向かったのは、７月の琵琶湖周辺。目的地のひとつは長浜市菅浦である。

「菅浦の湖岸集落」は重要文化的景観に指定されている。琵琶湖北端の、険しい山に囲まれた70世帯ほどの小さな集落は実に静かであった。信号機も電車もコンビニも無い。湖岸の水音と、ピーヒョロロと鳴く鳥の声を聴きながら散策した。

この地を有名にしているのは、眼前に広がる琵琶湖と中世の面影が残る景観だけではない。惣村としての歴史的価値である。

惣村とは、中世に営まれた自立的・自治的村落共同体のこと。自衛のために部外者の出入りを厳しく監視し、外部との交流を制限する排他的な風土は、近年まで残っていたそうだ。ひっそりとした雰囲気はそのためかと思うのは、旅行客のうがちすぎなのだろうけれど。

各地にあった惣村の中でも菅浦が貴重なのは、「菅浦文書」という、代々の村民が残した記録が現存しているからである。

大切に受け継がれたのには、近隣の大浦地区との田地をめぐる200年におよぶ争いが背景にある。産業と資源に乏しい村が争議を戦うには、事実や証拠を正確に記録して示す必要があったというわけだ。

つまりは訴訟に臨むための資料である。リスク管理や医療事故対策のために、日々の記録をカルテに残すことの大切さは今も変わりない。などと、休暇中にも仕事に思いをはせてしまう悲しい性を自嘲しながら、帰路についたのであった。

（2023年8月、レインボウ通信）

保健部長

2023年7月末をもって下関市保健部長が異動し、保健部は新体制に移った。ほぼ2年ごとの恒例行事ではあるが、このたびの人事はいくぶん重い意味を持つ。保健部長ポストは、下関市では長らく厚労省付き医系技官が出向して務めてきたが、それが途絶えることになったのである。

本庁で離職者がたくさん出たためらしい。２０２４年問題は官僚の世界も例外ではないようだ。

地域医療構想が議論されている下関にとって、本庁とのパイプが細るのは痛い。が、歴代保健部長の下で、病院再編は大きな一歩を踏み出したことをひとまず感謝すべきだろう。これからは彼らが敷いたレールをさらに延伸すべく、現地の我々が汗をかくときだ。

保健部長といえば、あることを思い出す。

ずいぶん前になるが、医系技官でもあるH保健部長と会話したときのこと。さぞかし新聞をよく読み、朝・毎・読・日経といった主要紙は必ず目を通しているのでしょうね、と問うたところ、「新聞は読まない」と返ってきて、仰天した。

彼によると、情報は一次情報が貴重なのであり、それが新聞では得られないとのこと。そればかりか新聞はしばしば真実を伝えていないから、ということらしい。

ナマの一次情報が容易に手にはいる環境に官僚たちはいるのだろう。そうではない者たちは、情報リテラシーをいっそう磨かなくてはいけないようだ。

（２０２３年９月、レインボウ通信）

ジャズ喫茶ポルシェ

下関は住みよい街だ。

地震や風水害が少ない。年間を通じて寒暖差が小さい。海の幸・山の幸にこと欠かず食材にめぐまれている。新幹線や高速道路へのアクセスがよい。空港へもさほど遠くない。おおむね不満はないのだが、個人的には残念なこともある。ジャズ喫茶がないことだ。

山口大学医学部卒のジャズ好きにはわかるだろうが、山口市にはポルシェ、宇部市にはボブという老舗のジャズ喫茶がある。うらやましい限りだ。両店とも今も健在なのが救いである。

さる8月某日、山口市湯田温泉・かめ福オンプレイスで開催された山口県医師会主催・臨床研修医交流会に出席した。わざと早めに入り、開宴までの時間をぬって、ポルシェにぷらりと寄った。実に久しぶりに。

その日の夜はライブがあるらしく、セッティングをするミュージシャンたちを眺めながら、昔と変わらぬスピーカーから流れるサウンドを楽しむ。1時間ほどの至福の時を過ごしてチェックアウト。すっかり白髪となったママは私の顔を覚えていてくれて、帰り際に短い会話ができた。

「マスターはお元気ですか。」

「亡くなった。10年前。」

ああ、それはそうだろう。それだけの時間が過ぎたのだ。

ママの達者とお店の永続を願いながら、晩夏のきびしい暑さを引きずる夕日の下を、交流会会場へと向かった。

（2023年10月、レインボウ通信）

修復腎移植

今回は書評をひとつ。採り上げるのは、高橋幸春著『だれが修復腎移植をつぶすのか』（東洋経済新報社）。

慢性腎不全患者に、腎臓癌の腎臓から癌を取り除いた腎臓（修復腎）を移植する。この治療を長年行っていた医師グループが広く知られることになったのは2006年のこと。当時、大論争を呼んだ。

この事件をよく覚えているのは、中心的存在の医師・万波誠氏が岡山県出身で山口大学医学部卒という、私の経歴と重なるところが多いことにもよる。

彼らの修復腎移植によって多くの患者が救われた。しかし、いったん修復腎移植は原則禁止に追い込まれる。医学的、倫理的に正当なこの治療をつぶしたのは日本移植学会であるという、著者の主張の是非は、私には断じえないが、私見を以下に述べる。

万波氏は腎臓外科医としてカリスマ的な腕前の持ち主だが、名声や報酬への関心は薄く、仕事の姿勢は患者第一であった。著者の取材では、サンダル履きに、白衣の下は下着姿で現れるという人物。臨床医のひとつの理想像に映る。

しかし、この素朴さ、ナイーブさこそに騒動の根っこがあるのではないか。ありきたりのスタンダードな医療ならば、これでよいだろう。けれども先進的な医療を行うには、彼のスタイルとやり方は内向きすぎた。もっと社会と学会に開かれた形で進められていたならば、修復腎移植は違う形で残ったのではと悔やまれる。

作品中の大島伸一氏（日本移植学会副理事長）の言葉が重い。

「医療が医師と患者との間で完結できれば、それでいいという考え方もあるが、それが普遍化されてしまえば、閉ざされた医療集団の中で大変なことが起きかねない。移植は医療集団の中だけでは解決できない問題を含んでいる」

万波誠医師、２０２２年10月逝去。合掌。

（２０２３年11月、レインボウ通信）

７回目のコロナワクチン

２０２３年11月、ＣＯＶＩＤ－19ワクチン接種の案内が届いた。７回目である。これまでは速やかに接種してきたが、今回は逡巡した。副反応のリスクが頭をよぎったからである。

ＣＯＶＩＤ－19ワクチン副反応の実態は徐々に明らかになっている。厚労省によると、有害事象報告９１３７件のうち、ワクチンとの因果関係が認定されたのは４６７５件（２０２３年10月

16日現在）。中には突然死が含まれ、深部静脈血栓症や心筋炎など恐ろしいものもある。治療法が進歩して死亡率が低下した今、命を賭してまでワクチンで予防する必要があるのかと躊躇したのだ。

副反応で思い起こされるのはＨＰＶワクチンの一件である。ＨＰＶワクチンの有害事象発生は非接種者と差が無いとされ、最近では接種勧奨の論調に傾いているが、もやもやした感情が残る。大規模調査のエビデンスを盲信することにもリスクがある。何不自由なく過ごしていた者が突然生活困難となり、それがワクチン接種後であれば、因果関係を疑うのが自然。何か変だ、と感じるセンスを、臨床にたずさわる者は錆びつかせるべきではない。

で、７回目のワクチンをどうしたかというと、結局接種した。公的病院院長という立場上、接種を推奨するお上の方針に逆らうのもなんだかなと考えたのが理由である。ワクチン接種の決断も多分に社会的要素が大きくなっているのも、アフターコロナということか。

（２０２３年12月、レインボウ通信）

ジェンダーギャップの深層

２０２４年はオリンピックイヤー、パリ大会だ。開会式ではセーヌ川を選手たちがパレードするのだそうだ。今からわくわくするではないか。準備はこれまでのところ大きな問題なく進められているように見える。

かたや、前回わが東京オリンピック・パラリンピックは相当すったもんだした記憶がある。きわめつけは新型コロナパンデミックのための1年延期であったが、この点はうまくやり遂げたと思う。それよりも大会前後に実にいろいろな問題が噴出した。

そのひとつが、森喜朗元首相の一件であった。覚えておいでだろうか。

組織委員会会長の森氏が「女性がたくさん入っている理事会の会議は時間がかかる」などと発言。女性蔑視の批判を浴びて、辞任に追い込まれた。

森氏は女性蔑視の意図はなかったと弁明したが、本心だろう。「あなたは女性差別主義者ですか?」と問えば、「違います」と、当時も今も森氏は100パーセント答えるにちがいない。そして、ほとんどの日本人男性も、この質問に同じ返答をするだろう。

しかし、実態はどうか。世界経済フォーラムによるジェンダーギャップ指数(2023年)で、日本は146か国中125位、主要7か国(G7)では最低である。日本より上位の国にはイスラム教国があり、カースト制のインドでさえ2つ下の127位だ。モヤモヤ感が残るが、これが世界の評価なのだ、残念ながら。

多くの国民は、自分にはジェンダー差別意識はないと思っていて、文化や制度としての構造的な差別の当事者であることに無自覚である。結果として不平等社会が連綿と続く。このちぐはぐさこそが森氏の件の本質ではないだろうか。

男女格差解消は、少子化対策や働き方改革など、わが国がかかえる問題の解決のために取り組むべきである。しかし、無意識の領域で育まれた伝統と文化の結果として、男性優位社会が築かれているのであれば、それは根深く、解決容易ならざるものであろう。

このテーマを医師会報に書くのは他でもない。下関市医師会役員に女性を迎えたいと考えるからである。

わが国が抱える諸々の問題の根っこは、ものごとが男性中心に決定され進められる、日本社会の慣習の過程で生じた部分が小さくないのではないか。そして、医師会も同根ではないだろうか。その解決には女性の力が有効と思うのだ。

令和４年度下関市医師会名簿によると、会員４５３人中、女性は66人。一方、医師会役員の中に女性はゼロ。これは偏っていると言わざるを得ない。

何人かの女性会員が裁定委員を務めておられるが、幹部役員（正副会長、理事、監事）に女性が就いてしかるべきだ。会員の女性比率（14・６パーセント）からすれば数人の女性幹部がいておかしくない。

無意識下に育まれた伝統と文化を変えていくのは容易ではない。しかし、組織の構成やルールを変更することは、すぐにでも可能だ。女性役員を迎えるには、女性が働いてもいいと思える環境と運用方法を整えることに、医師会執行部がまず知恵をしぼらなくてはならない。そう考える一人である。

（２０２４年春、下関市医師会報 №３３７）

コミュニケーションはワープできない

デジタルトランスフォーメーションは昨今のトレンドだが、これによって現出する世界はどのようなものだろう。

デジタル空間とは、時間と空間を短縮・省略する場だと思う。これは、つまりワープのようなものである。３次元空間を曲げて縮小させ、瞬間的に目的地に到達する、ＳＦに登場するあのテクノロジーだ。

ワープのイメージとしては、スタートレックやスターウォーズの中の映像がうかぶ。まわりの星々の光が線上に伸びて、そのトンネルの中を一瞬に移動する。映画の中では喝采の声が上がるが、実際にはそんなものではないだろう。３次元の存在である人間が時空のゆがみに耐えられるはずがない。

コロナ禍で人流が滞ったために、会議や会合のデジタル化、Ｗｅｂ化が一気に普及した。便利なツールであり、仕事や生活の効率化に有用ではあるのだが、それを経験した今、実感することがある。人と人が直接会って触れあうことには、捨てがたい価値があるということだ。

コロナ5類移行後の昨年、地域連携交流会や宴会など、対面式の交流を少しずつ再開した。やってみて、やっぱりよかったと思う。コミュニケーションの成立と深化には、一定の時間と空間が必要であることがよくわかった。人間の能力と感性は、ワープに適応するようにはできていないようだ。

（2024年1月、レインボウ通信）

沖縄

下関市医師会の仕事で那覇に行く機会を得た。インドア派でビーチリゾートに興味のない私にとって、沖縄は足が向きにくい地であり、これが最後の訪問となる予感がした。

それならばと、観光の日程を丸一日とって、太平洋戦争・沖縄戦ゆかりの地を巡ることにした。タクシー運転手が薦めるままに、糸数アブチラガマ、沖縄県平和記念資料館、ひめゆり平和記念資料館、旧海軍司令部壕の4か所を回った。

多くの民間人が戦闘に巻き込まれ犠牲になった歴史を持つ沖縄は、わが国では特別の存在である。沖縄の人々の苦渋と辛酸には胸が痛む。だから今も多く存在する米軍基地を撤廃すべき、とは考えない。しかしながら。

戦争というものは、いったん火ぶたが切られてしまえば止めることはむずかしく、やがて戦地は混乱と狂気に支配され、コントロールできなくなる。ウクライナやパレスチナの惨状を見れば明らかだ。

だからこそ、戦争を起こさないことに英知を注がなくてはならないのだが、そこには抑止という仕組みが不可欠なのである。抑止とは、武力や基地にほかならない。

平和のために軍備が必要。この大いなる矛盾を人類は未だ克服していない。矛盾を抱えたまま、やりくりしなくてはならない世界に我々は生きている。現実は、理念だけではどうにもならないものなのである。

（2024年2月、レインボウ通信）

やじろべえの最後のつぶやき

私が病院長に就任した2018年からお届けしてきた本メッセージは、今回が最後となる。レインボウ通信を少しでも興味をもって手に取ってもらうために、医療従事者を読者に想定して、あれやこれやと執筆してきた。お楽しみいただけただろうか。

私はこの3月をもって病院長を退職する。突然の決定には、循環器内科常勤医の山口大学からの派遣打ち切りに伴う病院内外の混乱が原因にある。これを収拾し、下関の医療を守るためには、私が身を引くことが最善と判断させていただいた。

心残りは病院再編のこと。

本欄では過去2回（2021年4月と2023年4月）、アメリカ・ナパバレーのスーパーブルームになぞらえて、病院統合への意気込みを伝えた。在任中の開花はかなわず、最後の水やりに関われないことが残念だ。

しかし、スーパーブルームは間近だろう。病院を離れても見守ることはできる。美しい花々が下関の地にいっせいに咲き誇る光景を、いつの日か目にすることができると信じている。

すべてが思うほど　うまくはいかないみたいだ♪
夜空のむこうには　もう明日が待っている♪

長い間、ご愛読ありがとうございました。
（2024年3月、レインボウ通信）

おわりに

2024年3月、長年勤務した下関医療センターを病院長辞職という形で退職するという重大事を一瞬のうちに決意し、ほんの数週間で仕事の整理をつけました。あわただしく作業を続けている間は気が紛れたものの、整理がひと段落したときに、これから先なにも準備をしていない自分に気づいたのでした。

しかし、これは千載一遇のチャンス。仕事にしろ私生活にしろ、新たなステージに踏み出す機会を、なかば強制的に与えてくれたのだと捉えることにしました。そして、次のステップを誤らないためには、これまでの足跡を率直に振りかえり、総括することが欠かせないと考えたことが、本書の執筆の動機です。

一時は呆然となりながらも自失せずに、執筆を続ける活力を保つことができたのは、周囲の方々の協力あってのことです。深く感謝します。とりわけ、辞職に至る過程において、精神的に相当まいっていた私を気づかい、励まし続けてくれた妻・裕子のサポートがなければ、本書が完成することはなかったにちがいありません。

文章をしたためることは、私にとって楽しい作業ではありますが、1冊の本にまとめることは初めての経験でした。海のものとも山のものともつかぬ私の提案を、こころよく引き受けてくださり、ご指導いただだいたＮＰＯ法人ＣＩＭネット・二宮英温理事長と二宮康隆理事には、心よりお礼申し上げます。コラムやエッセイの本書への掲載を快くご了承してくださった山口県医師会、下関市医師会、下関医療センターに感謝を表わしたいと思います。また、編集作業や出版に携わっていただいた有限会社人文書館および株式会社キタジマの関係者の方々に併せて謝意を述べて、本書を締めくくりたいと思います。

２０２４年　秋の日に。

山下智省

カバー装画　「記憶の森」田主誠（シルクスクリーン、2017年）

田主誠　1942-2023。京都府舞鶴市生まれ。版画家。

「三角形をテーマにした作品を初めて制作したのは、
故郷・舞鶴湾で眺めるさざ波に三角形が織りなす規則的な連続模様を見つけ、
不思議なエネルギーを感じた時であった。」
（「田主誠の心の旅――舞鶴市所蔵版画作品集」2017年）より。

「三角形は『ときめき』のシンボルマークだった。……
過去のことを思い出すとタイムトンネルに吸い込まれていくように、
当時体験したさまざまな場面が次から次へと鮮明によみがえってくる。
それは景色だけではなく、形、声、音までもである。
そのとき、その人の何気ないしぐさが、
実はとても大切なシグナルであったことに気づくのである。」

「もう再び戻らない人生だが、記憶のかけらを三角形に置き換え、
その三角形を展開してゆくと、真実を発見できるかも知れない。……
三角形を通して記憶のかけらを拾いながら、
記憶から記憶へと、記憶の世界を彷徨し、
人生をみつめたいと思っている。」
（「田主誠の民族学博物館④」個展リーフレット、2015年）より。

（『版画家 田主誠の世界』、田主誠著、石川泰子編、発行・編集工房is、2023年）より引用

なお、この度の収載作品は、田主誠さんのご遺言のもと、
特別のご高配により無償でご提供くださり、
使用させていただきました。
茲に深い敬意と感謝の念を捧げます。

2024年9月5日　NPO法人CIMネット　Community Inclusive Medicine
――地域の医療・介護・福祉をつなぐ

理事長　二宮英温
理事　二宮康隆

人文書館　道川文夫

作品協力　石川泰子（編集工房is）

ブックデザイン　高山ケンタ
装本協力　道川龍太郎（人文書館）

編集協力　人文書館

著者略歴

山下智省…やました・さとよし…

1960 年岡山県生まれ。山口大学医学部卒業。
同大学内科学第一講座（現・消化器内科学講座）に入局、医学博士課程修了。
専門は肝臓疾患、臨床栄養。
平成 10 年から下関厚生病院（現・下関医療センター）に勤務。
平成 30 年度から令和 5 年度まで下関医療センター病院長を務めた。
山口大学医学部臨床教授併任。

省察 地域医療の現場から、意味の深みへ

発　行　2024 年 11 月 20 日　初版第 1 刷発行
著　者　山下智省
発行者　二宮康隆
発行所　NPO 法人 CIM ネット
〒 104-0032
東京都中央区八丁堀 3-28-14　飯田ビル 2F
Tel　03-6280-3811　Fax　03-3553-0757
http://cimnet.org/
編集・制作　有限会社 人文書館
印刷・製本　株式会社 キタジマ

乱丁・落丁本は、ご面倒ですが当発行所読者係宛にお送り下さい。
送料は小社負担にてお取替えいたします。

ISBN 978-4-905355-10-6
Printed in Japan